Vorwort

Was macht die Frucht des Affenbrotbaumes für uns so besonders wertvoll? Sie ist gespickt mit Antioxidantien, Vitaminen, Mineralstoffen und Spurenelementen, enthält das vollständige Aminosäurenprofil, Ballaststoffe im idealen Verhältnis, Polyphenole und weitere Pflanzenbegleitstoffe als Booster fürs Immunsystem und als Alleskönner in Sachen Gesundheit. Die Baobab-Frucht heilt einen kranken Darm, beugt Diabetes vor, hilft bei zu hohem Blutdruck und Herzproblemen, dient der Burnout-Prophylaxe und unterstützt ein gesundes Gewichtsmanagement. Ihre wertvollen Inhaltsstoffe wirken als natürliches Antibiotikum, als Antivirenmittel, sie schützen die Leber und mindern Schmerzen. Alle Erkenntnisse der Volksmedizin werden nach und nach durch wissenschaftliche Studien bestätigt. Der Baobab-Baum erlebt eine Renaissance. Wenn Sie die Produkte verwenden, fördern Sie kleinbäuerliche Strukturen in Afrika und die Wertschätzung für eigene Produkte und Traditionen. Sie leisten dadurch einen Beitrag, die Landflucht zu begrenzen und Wertschöpfung vor Ort zu schaffen. Ein toller Weg, Fluchtursachen einzugrenzen. Jeder Baobab-Baum, der in Afrika gepflanzt wird, ist auch ein Beitrag zum Klimaschutz für die nächsten Generationen.
Viel Freude beim Entdecken des Wunderbaumes!

Ihre Barbara Simonsohn

Inhalt

Barbara Simonsohn

BAOBAB

Die heilsame Frucht des Apothekerbaums

Kompakt-Ratgeber

- Anwendungen für Ihre Gesundheit
- Tipps für die Baobab-Küche
- Kosmetik zum Selbermachen

Haben Sie Fragen an den Verlag?
Anregungen zum Buch?
Erfahrungen, die Sie mit anderen teilen möchten?

Nutzen Sie unser Internetforum:
www.mankau-verlag.de

mankau

Impressum

Bibliografische Information der Deutschen Nationalbibliothek
Die Deutsche Nationalbibliothek verzeichnet diese Publikation in der Deutschen Nationalbibliografie; detaillierte bibliografische Daten sind im Internet über http://dnb.d-nb.de abrufbar.

Barbara Simonsohn
Baobab. Die heilsame Frucht des Apothekerbaums
Kompakt-Ratgeber
ISBN 978-3-86374-614-8
1. Auflage August 2021

Mankau Verlag GmbH
D-82418 Murnau a. Staffelsee
Im Netz: www.mankau-verlag.de
Internetforum: www.mankau-verlag.de/forum

Lektorat: Redaktionsbüro Julia Feldbaum, Augsburg
Endkorrektorat: Susanne Langer-Joffroy M. A., Germering
Cover/Umschlag: Guter Punkt GmbH & Co. KG, München
Layout: X-Design, München
Satz und Gestaltung: Lydia Kühn, Aix-en-Provence, Frankreich
Energ. Beratung: Gerhard Albustin, Raum & Form, Winhöring

Bildnachweis:
23 li., 42, 49: **© Theo Hodapp**; 114: **© Cornelia Simonsohn**
© stock.adobe.com 4, 12–13: Image'in; 4–5, 44–45: Nattapol_Sritongcom; 9: Martin; 11: Александр Лобач, 15: Mannaggia; 19: Kisa_Markiza; 20: PACO COMO; 23 re.: Jarp; 26: vainillaychile; 39, 88: Freelanceman; 54: anna.q; 61: adimas; 64: bilderzwerg; 67: Siarhei; 70: kei907; 81: JenkoAtaman; 85: Parilov; 87: jordieasy; 89: mescioglu; 91: Arina; 92: zigres; 95: Prostock-studio; 106: ruskpp; 109: emuck; 112: Оксана Бань

Druck: Westermann Druck Zwickau GmbH, Zwickau/Sachsen

»Ich bin ein Öko-Buch!«
Das im Innenteil eingesetzte EnviroTop-Recyclingpapier wird ohne zusätzliche Bleiche, ohne optische Aufheller und ohne Strichauftrag produziert. Es besteht zu 100 % aus recyceltem Altpapier und entstammt einer CO_2-neutralen Produktion. Das Papier trägt das Umweltzeichen »Der blaue Engel«.

Einleitung

Ich war mit meiner Tochter Freya, damals zehn Jahre alt, in der Savanne Südafrikas unterwegs. »Mama, guck mal, ein Baum – auf den Kopf gestellt!«, entfuhr es ihr beim Anblick des ersten Baobab-Baumes, den sie sah. Genau so heißt er auf Englisch: »Upside-down-tree.« Die Afrikaner selbst nennen den Affenbrotbaum »Apothekerbaum« oder »Symbol der Erde«. Den Vorfahren der Menschen diente er schon seit mehr als zwei Millionen Jahren als Nahrungs- und Wasserquelle und Schattenspender. So gut wie alles an ihm kann man essen, als Medizin verwenden oder zu etwas Nützlichem verarbeiten. Vielleicht kennen Sie den Baobab auch aus der Netflix-Serie »The Queen«. Die britische Thronfolgerin Elizabeth wohnte im *The Treetops Hotel* (→ Wikipedia) in einem Baumhaus inmitten eines Baobab-Baums, als sie vom Tod ihres Vaters und ihrer damit beginnenden Regentschaft erfuhr. Ihr Bodyguard Jim Corbett schrieb die berühmten Zeilen in sein Tagebuch: »Das erste Mal in der Weltgeschichte erklomm ein junges Mädchen an einem Tag einen Baum als Prinzessin und nach diesem, ihrem ›aufregendsten Erlebnis‹, wie sie es beschrieb, stieg sie am nächsten Tag als Königin hinab – Gott segne sie.«[1] Ich bin mir ziemlich sicher, dass Sie den Affenbrotbaum kennen. Nämlich aus »Der kleine Prinz« von Antoine de Saint-Exupéry. Dort kommt der junge Adelige ganz schön ins Schwitzen, weil sein Planet nur winzig ist und er täglich Schösslinge ausreißen muss, damit die Baobabs nicht irgendwann seinen Stern von innen sprengen. Was vielleicht der Autor nicht wusste: Affenbrotbäume sind Flachwurzler. Vielleicht hat der Baobab aber eine ganz andere, positive »Sprengkraft« als Superfrucht der Zukunft?

Baobab, der Affenbrotbaum, ist *das* Symbol Afrikas. Jeder, der diesen Baum sieht, ist von Ehrfurcht erfüllt. Baobabs sind bei Weitem nicht die höchsten, aber die dicksten Bäume der Welt und werden bis zu 2000 Jahre alt. Michel Adanson, der Namensgeber des lateinischen *Adansonia digitata,* schreibt 1757: »Ich konnte den Baobab-Baum mit ausgestreckten Armen 13-mal umfassen, um ihn ganz zu umrunden. Ich glaube nicht, dass es irgendwo auf der Welt dickere Bäume gibt.« In seinem Stamm kann der Baobab bis zu 140 000 Liter Wasser speichern. Den größten Teil des Jahres ist der Baum unbelaubt, und die Photosynthese spielt sich dann in der grünen Rindenschicht ab. Dann sehen Affenbrotbäume aus, als ragten ihre Wurzeln in den Himmel.

Alle seine Teile sind nutzbar als Nahrungsmittel, für Stoffe und Seile, für Gefäße, und auch für Medizin. In vielen Ländern Afrikas wird der Baobab als heilig verehrt, und wer einen Baum fällt, wird hart bestraft. Unter bestimmten uralten Affenbrotbäumen halten Afrikaner ihre Dorfversammlungen ab, feiern Feste oder treten dort in Kontakt mit ihren Ahnen.

Für mich ist der Affenbrotbaum ein Geschenk des Himmels für den Menschen der heutigen Zeit, weil er an ursprünglicher Power nicht zu toppen ist. Unser Planet kann noch mehr Baobabs vertragen: für Mensch und Tier und unsere Kinder und Kindeskinder. Für mich steht der Affenbrotbaum für das große Herz Afrikas.

INFO

MEINE BAOBAB-MEDITATION

Wer einmal einen ausgewachsenen oder gar alten Baobab-Baum erleben durfte, ist voller Ehrfurcht. Rupert Watson schreibt in seinem traumhaft bebilderten Buch »The African Baobab« von 2007: »Es gibt eine Stille und Gelassenheit unter einem alten Baobab-Baum zum Sonnenuntergang, der sich niemand entziehen kann.« Inspiriert zu meiner Meditation wurde ich auch von dem Zitat von Ernestine Hill aus dem Jahr 1940, das ich in Watsons Buch fand: »Baobabs sind wie Schutzengel für den Menschen. Sie liefern Nahrung für seinen Hunger, Wasser für seinen Durst, ein Haus zum Drinleben, Fasern, um sich zu bekleiden, Futter für seine Herde, ein Seil, um sich aufzuhängen, und einen Grabstein, wenn er tot ist – das alles sind die Geschenke des Baobabs für den Menschen. In der ganzen Natur gibt es keine Allianz, die so freundlich ist, mit der einzig möglichen Ausnahme, der Kokospalme.«

INFO

Ich erholte mich nach einer Safarireise durch die Nationalparks Kenias am wunderschönen Diana-Beach südlich von Mombasa. Ausgewachsene Baobab-Bäume sehen wegen ihrer Form und elefantenhautartigen Rinde bereits uralt aus. Ich setzte mich unter einen dieser Riesen, und er flüsterte mir zu:
»Ich begleite euch Menschen seit Anbeginn der Zeit als Nahrungsquelle, Apotheke und Quelle der Inspiration. Seit alters her stehe ich auch für Güte, Großzügigkeit, Hingabe, Resilienz und Ewigkeit. Äußere Wunden tun mir nichts. Ich heile sie einfach. Wenn ihr von mir esst, werdet auch ihr diese Widerstandsfähigkeit erlangen. Stress kann mir nichts anhaben. Ich speichere Wasser in meinem Stamm und wappne mich damit für Dürren und andere Krisen. Meine Stärke wird zu eurer Stärke, wenn ihr euch mit mir verbindet, wenn ihr meine Gaben annehmt. Wachst wie ich gerade und aufrecht und wachst zu eurer eigenen Großartigkeit heran. Werdet auch ihr von Weitem gesehen. Fühlt euch wie ich mit allem verbunden, und steht ihr auch mal allein da. Pflanzt einen Baobab-Samen und damit Hoffnung für unseren geschundenen Planeten. Damit auch eure

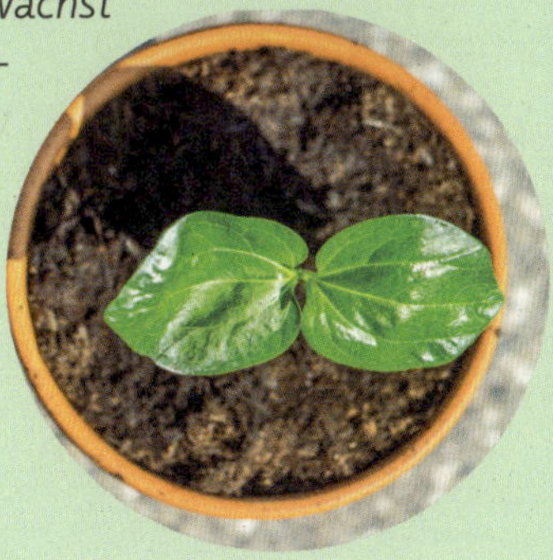

INFO

Kinder und Kindeskinder noch von meinen Früchten essen und unter meinem Blätterdach Schatten und Kühle finden.
Ich verbinde euch mit dem Ursprung, mit eurer Heimat Afrika, und damit mit eurer spirituellen Herkunft. Ich schlage den Bogen über viele, viele Generationen und erde euch. Ich bin ein kleines Universum und schenke vielen Tieren eine Heimat. Seid auch ihr großzügig und Heimat für viele Kleine und Schwache. Weil ich Wasser speichern kann, bin ich Lebensretter für Mensch und Tier. Ich symbolisiere das Wasser des Lebens und den Ursprung des Seins. Ich schenke euch Gesundheit, Widerstandsfähigkeit, Charakterstärke und ein sonniges Gemüt.
Ich mache euer Herz weit und stehe für die Zeit der Transformation.«
Ich wurde an die berühmte Rede von Häuptling Seattle aus dem Jahr 1854 erinnert, in der es heißt: »Lehrt eure Kinder, was wir unsere Kinder gelehrt haben, dass die Erde unsere Mutter ist. Was immer der Erde widerfährt, widerfährt den Söhnen und Töchtern der Erde ... Wir sind ein Teil der Erde, und sie ist ein Teil von uns ... Unser Gott ist derselbe Gott. Diese Erde ist ihm heilig.«[2] Selbst Papst Franziskus hat daran erinnert, in seiner Enzyklika »Laudato si'«, dass die Schöpfung fragil ist und wir dazu verpflichtet sind, sie zu bewahren. Das gibt Hoffnung.

INFO

Die Erde ist Milliarden Jahre gut ohne uns Menschen ausgekommen. Wir aber können ohne die Erde nicht leben. Möge es noch lange Leben auf diesem Planeten geben, Schönheiten wie Baobabs wachsen, blühen und fruchten und Myriaden von Lebewesen den Reigen der Schöpfung tanzen.

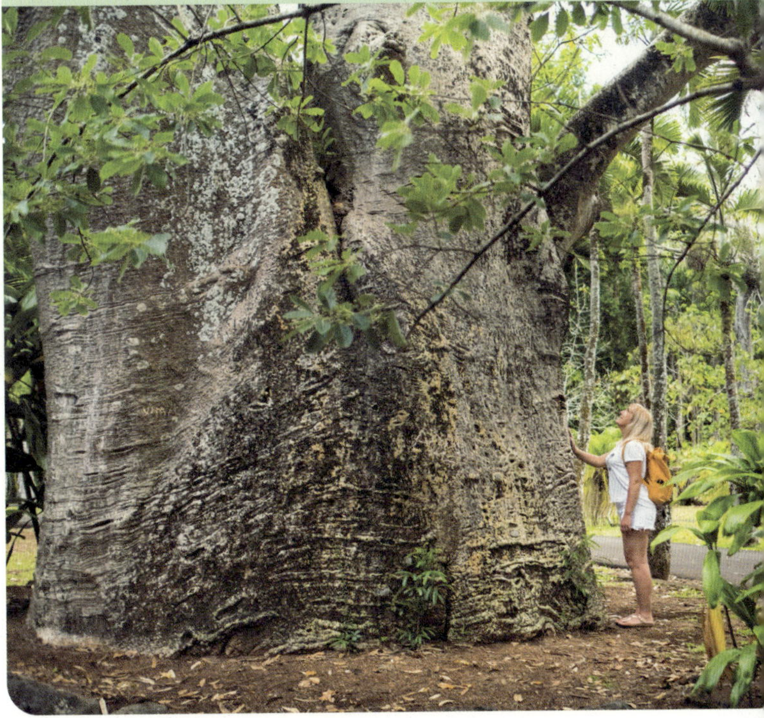

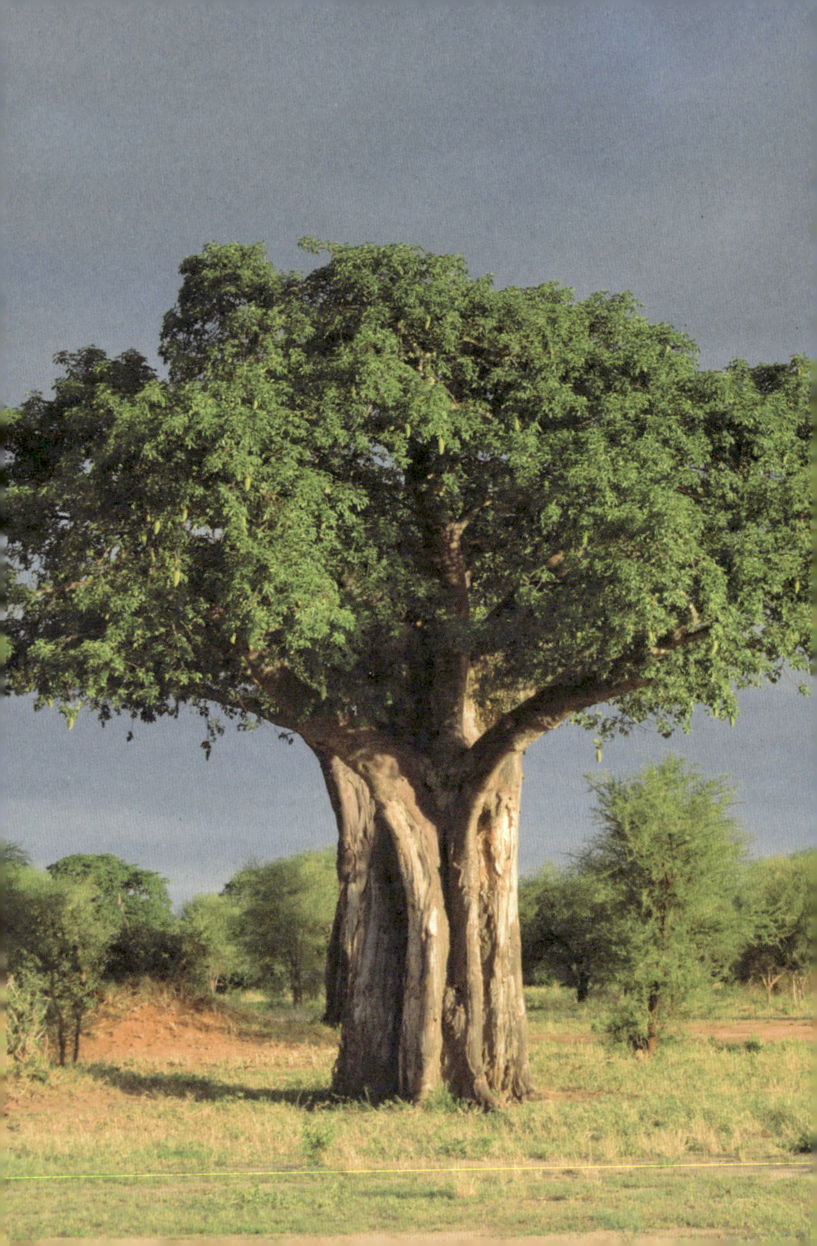

Baobab, Afrikas Wunderbaum

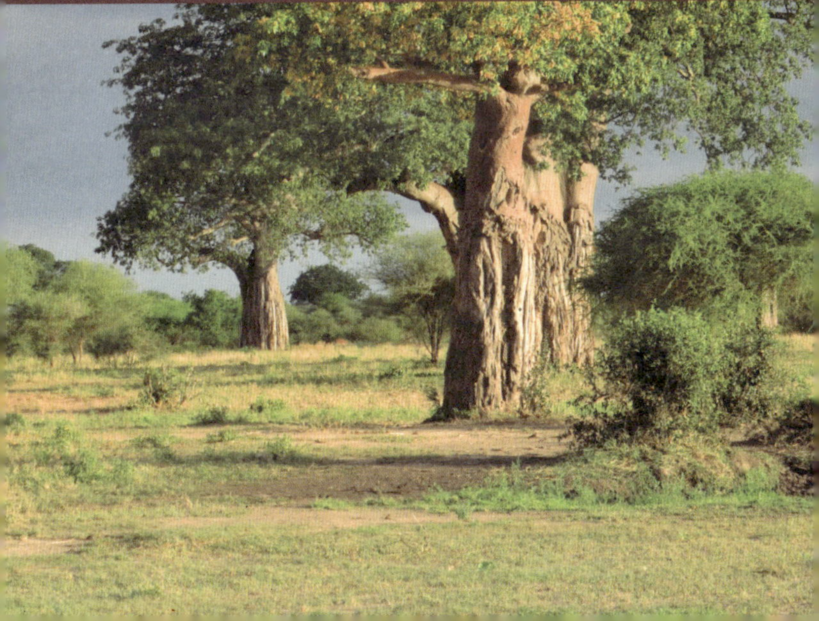

Die Geschichte und Verbreitung des Baobab-Baumes

Rupert Watson schreibt in seinem Buch,[3] dass die Buschmänner von Namibia und Botswana immer noch auf Baobab-Zisternen angewiesen sind, ohne die sie nicht durch die wasserlose Wüste der Kalahari reisen könnten. Weil das Baobab-Fruchtfleisch so ein beliebtes Nahrungsmittel in Afrika ist, ist die Verbreitung des Baumes auch entsprechend hoch: Das Fruchtfleisch wird gegessen, die Samen ausgespuckt, und sie können so gleich an Ort und Stelle keimen. F. W. H. Migeod schrieb 1924 in »Through Nigeria to Lake Chad«: »Wenn man Baobab-Bäume in der Wildnis findet, zeugen sie meist von einem Dorf, das es irgendwann einmal dort gab.«[4]
Die Heimat des afrikanischen Baobabs ist Afrika südlich der Sahelzone bis zum Süden Afrikas in frostfreien Gegenden. *Adansonia digitata* wurde als erster Affenbrotbaum entdeckt und beschrieben. Er ist der typische Baum der afrikanischen Savanne und tritt dort als Solitär, also einzeln, auf oder in kleinen Baumgruppen. Seine Ansprüche an Boden und Klima sind sehr moderat. So wächst er auf bis zu 1500 Metern Höhe und verträgt sogar salzigen Boden. Trockenheit macht ihm nichts aus. Er wirft vorher seine Blätter ab und kann bis zu 140 000 Liter Wasser – das sind rund 800 Badewannen voll! – in seinem dicken Stamm speichern.

Von den acht Baobab-Arten wächst eine in Afrika, eine in Australien und sechs auf Madagaskar. Der afrikanische Affenbrotbaum wird hauptsächlich durch Frucht-Fledermäuse bestäubt, während der australische Affenbrotbaum *Adansonia gibbosa* von Nachtfaltern bestäubt wird. Vermutlich kannten schon die alten Ägypter afrikanische Affenbrotbäume, und auch die Phönizier. In Ägypten fand man in Berendike am Roten Meer vor einigen Jahren Baobab-Samen aus dem 4. oder 5. Jahrhundert vor Christi Geburt. Der spanische Naturforscher Al-Bakri beschrieb in seinem Werk »Buch der Straßen und Königreiche« im Jahr 1068 den Baobab-Baum und seine Früchte. Er nannte schon die fiebersenkende Wirkung des Fruchtfleisches. Auch der portugiesische Seefahrer Vasco da Gama beschrieb diesen Baum. Charles Darwin bewunderte Baobab-Bäume auf den Kapverdischen Inseln und schrieb 1832 über ihre beeindruckende Größe und Langlebigkeit. Dr. David Living-

Baobab auf Madagaskar, 1861

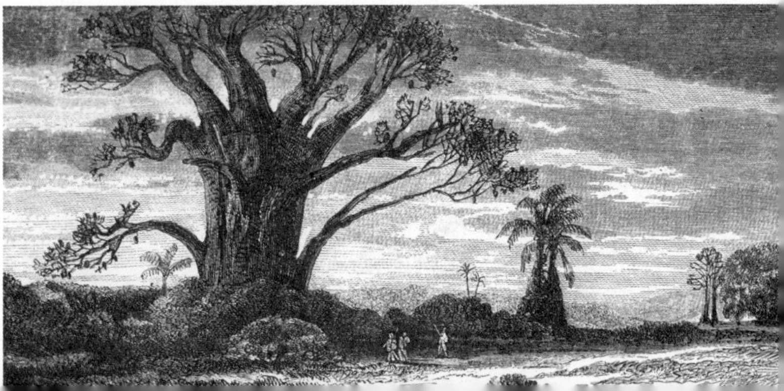

stone, ein berühmter Forscher, beschrieb 1857 einen Baobab-Baum in der Nähe der Viktoriafälle. Im Louvre in Paris findet man in der ägyptischen Abteilung unter der Nummer 1403 eine Baobab-Frucht, die dort schon vor der Katalogisierung im Jahr 1852 ausgestellt war.
Der afrikanische Affenbrotbaum wächst in 32 Ländern Afrikas. Nur in Liberia, Uganda, Dschibuti und Burundi gibt es die schönen Riesen nicht wild. Arabische Händler brachten Samen vermutlich schon im 11. Jahrhundert in den Jemen, nach Ägypten, in den Oman, auf die Insel Sansibar und auch nach Indien und Sri Lanka. Heute findet man verschiedene Baobab-Arten in allen Ländern der Tropen.

INFO

DIE NAMEN DES BAOBABS

Der Name »Baobab« kommt usprünglich aus dem Arabischen: »Baoho-Bab« heißt »viele Samen«. Auf Madagaskar nennt man ihn »Renala«, was »die Mutter des Waldes« bedeutet, im Englischen »Lemonade tree«, weil sich mit Wasser, Pulpe und Honig/Zucker eine leckere Brause zubereiten lässt. Der Name »Upside-down-Tree« weist auf die skurrile Baumform hin. Im Französischen wird Baobab »Arbre de mille ans« genannt, »Baum von tausend Jahren«. In afrikanischen Sprachen wird für den Baobab oft »um«, »ma« oder »mu« benützt – für »Mutter«.

Ein botanisches Wunder

Kein anderer Baum wächst in so unterschiedlichen Klimazonen mit einer Niederschlagsmenge von 200 bis 2000 Millilitern pro Jahr. Kein anderer Baum kommt mit so unterschiedlichen Böden zurecht, von salzig über sandig bis felsig. Der afrikanische *Adansonia digitata* wächst in semiariden Gegenden südlich der Sahara. Als größter Sukkulent der Welt kommt er einzigartig mit Trockenheit und Hitze zurecht. Die Wege der Befruchtung und Verbreitung der Samen sind spektakulär.

Baobabs gehören zur Familie der Malvengewächse und der Unterfamilie der Wollbaumgewächse oder *Bombacoideae*. Die Stämme der Bäume sind entweder konisch geformt, zylindrisch oder flaschenförmig, und ihre Kronen sind kompakt.

Blätter trägt der Baum nur rund vier Monate im Jahr, er kann sogar 15 Monate blattlos bleiben. Ähnlich wie bei der Kirsche sind die Blätter einfach gegliedert und zweipaarig angeordnet. Die Blätter der erwachsenen Bäume sind meist gefiedert und sehen aus wie die Finger einer Hand, ähnlich wie beim Kastanienbaum. Die Laubblätter sind oft ledrig und behaart. In Mali werden Baobabs wegen ihrer nährstoffreichen Blätter gesät, die erste Ernte erfolgt bei guter Pflege schon nach vier Wochen. Zwischen acht (Westafrika) und 23 Jahren braucht ein Affenbrotbaum bis zur ersten Blüte. Die Blüten sind eine Besonderheit. Sie sind glänzend und cremeweiß und tragen in ihrer Mitte viele purpurne Staubblätter. Die bis zu 1100 Staubblätter sehen aus wie ein weichhaariger Rasierpinsel. Die Blüten öffnen sich nur für eine Nacht, genau für 18 Stunden, und die Bestäubung findet vor allem durch Buschbabys, das sind kleine Affen, statt und durch nachtaktive Ägyptische Flughunde. Die großen Fledermäuse lieben Aasgeruch, die Blüten stinken entfernt nach Schweißfüßen, Aas und Schwefel.

Die Früchte sind ebenfalls spektakulär. Ein Baum kann bis zu 300 Stück tragen, die mehr als 30 Kilo Fruchtfleisch enthalten. Große Früchte können bis zu 50 Zentimeter lang werden mit mehr als 400 Samen. Die Früchte sehen aus wie Kürbisse, von der Form her oft wie ein gigantisches Komma oder ein menschlicher Fötus. Die Fruchtkapsel ist hart wie die einer Kokosnuss, bedeckt mit samtigen Haaren. Die Hülle ist so fest, dass man sie nur mit einer kleinen Handsäge aufbekommt. Eingebettet sind die kleinen herzförmigen Samen in cremefarbenes trockenes Fruchtfleisch mit der Konsistenz von Tafelkreide; es ist durchzogen von rötlichen Fruchtfasern.

Am meisten tragen zur Verbreitung der Samen die Paviane bei, der Affenkot bietet einen guten Dünger für den Start. Sie »überfallen« Baobab-Bäume und sind beim Plündern ganz still, obwohl sie sonst so viel Lärm machen. Man hört nur das Runterfallen der harten Schalen – wie Regentropfen gegen eine Fensterscheibe. Mit ihren starken Zähnen fällt es ihnen leicht, die harte Fruchtschale zu knacken. Da sie Nahrungskonkurrenten

INFO

MYTHOS BAUM

Um Bäume ranken sich Mythen und Legenden. Der Banyanbaum, unter dem Buddha Erleuchtung erlangte, wird in Indien für heilig gehalten. Die Sumerer verehrten die Phönixpalme, die den Phöniziern ihren Namen gab und als heilig und Quelle allen Reichtums betrachtet wurde. Die alten Ägypter verehrten den Feigenbaum, um das Brot und das Wasser der Ewigkeit an die Seelen der Toten zu verteilen. Der Feigenbaum gilt als Geburtsstätte des alten Roms. Hier blieb das Körbchen mit Romulus und Remus an den Wurzeln einer wilden Feige hängen, und unter diesem Baum säugte die Wölfin ihre Adoptivkinder. Der Olivenbaum wird in vielen alten Kulturen verehrt und ist der Gründungsbaum Athens, von der Göttin Athene selbst gepflanzt. Druiden glaubten, die Eibe sei unsterblich. Die Linde galt den Germanen als Baum der Göttin Freya, ihre herzförmigen Blätter symbolisieren Liebe und Weiblichkeit. Der Tannenbaum, der im 18. Jahrhundert als Symbol für ewiges Leben in Mode kam, erobert die Welt und damit auch viele nichtchristliche Kulturen.

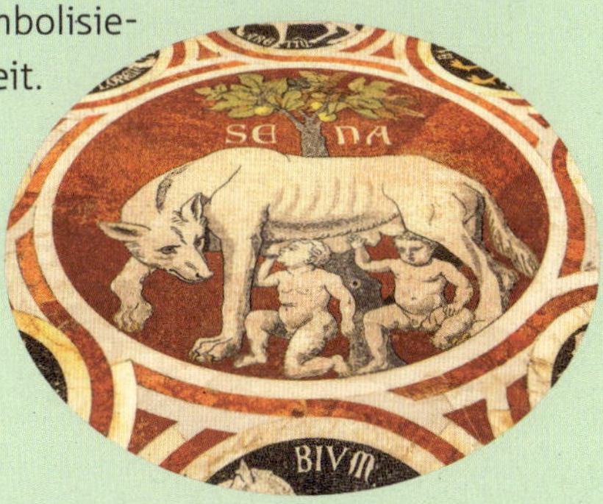

für den Menschen darstellen, werden viele Paviane in der Nähe von Plantagen erschossen. Damit entfällt diese Möglichkeit der Verteilung von Samen. Auf Madagaskar wurden Elefantenvögel und Riesenlemuren ausgerottet, das waren die Hauptverbreiter der Baobab-Samen. Seither stehen alle Affenbrot-Arten dort auf der Roten Liste. Der Baum selbst ist als Schössling schlank und kaum als Baobabab-Baum erkennbar. Von 30 000 Samen, die ein großer Baobab-Baum jährlich produziert, entstehen bestenfalls 75 neue Bäume. Einer davon muss überleben, um das Fortbestehen der Art zu sichern. Baobabs haben viele Fressfeinde wie Ziegen und Antilopen. Wenn die Bäume sich behaupten, können sie nach zwei Jahren schon einen Meter hoch sein.

Die Farbe der Rinde eines erwachsenen Baumes variiert von rosa bis grau oder bräunlich. Die Rinde ist meist glänzend, kann aber auch matt sein wie Stein oder eine Elefantenhaut. In Westafrika kann ein Baobab schon nach acht Jahren blühen und fruchten, im Rest Afrikas erst nach 20 bis 23 Jahren.

Die große Baobab-Blüte

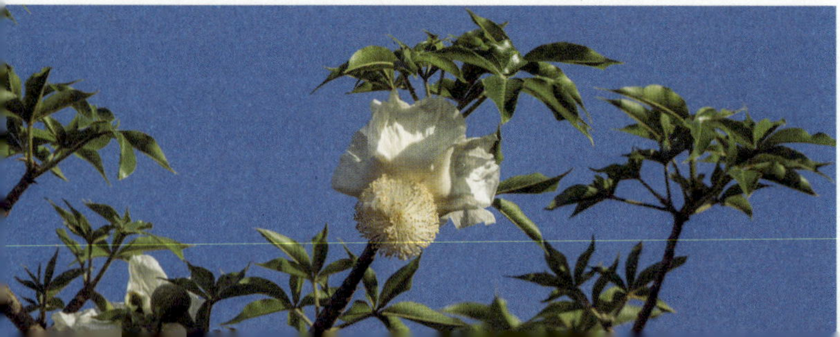

Die meiste Zeit des Jahres ist der Baum kahl, um kostbares Nass zu sparen und die Verdunstung einzuschränken. Unter der äußeren Rinde befindet sich eine hellgrüne Rindenschicht, in der die Photosynthese stattfindet. Affenbrotbäume sind Flachwurzler und haben nur als junge Bäume eine Pfahlwurzel. Maximal 1,80 Meter reichen die Wurzeln in die Tiefe, dafür erstreckt sich das Wurzelgeflecht oft über einige Hundert Quadratmeter. Mit 15 Metern Höhe ist ein Baobab ein großer Baum, mit 20 Metern ungewöhnlich groß, und sehr selten erreicht er eine Höhe von mehr als 25 Metern. Dafür ist sein Stammumfang oft gewaltig: bis zu 32 Meter. Der Baobab ist also eher breit als hoch.
In seinem Stamm speichert der Baum ungeheure Wassermengen, bis zu 140000 Liter. Bis zu 2000 Jahre wird dieser Savannenriese alt. Wenn der Baum altert, kann er anfällig für Pilzerkrankungen werden, oder das Wurzelsystem gibt nicht mehr genügend Halt, und der Baum fällt um. Wenn der Baum verwundet wird, zum Beispiel durch Elefanten, heilt er die Wunde selbst. Wie die portugiesischen Korkeichen kann man den Baum komplett entrinden, etwa alle vier Jahre, und er bildet eine neue Haut. Das Holz ist so weich, dass es – Gott sei Dank – für die Möbelherstellung nicht verwendet werden kann. Der Stamm ist porös und weist oft große Höhlen auf. Dort ziehen manchmal Hyänen ihre Jungen auf. Tagsüber dösen in seinen Ästen Leoparden. Baobabs sind die dicksten und ältesten Bäume Afrikas.

INFO

BAOBAB AUF DER FENSTERBANK

Für draußen ist der Baobab in unseren Breitengraden nicht geeignet, weil er keinen Frost verträgt. Unter *www.exoten-forum.de* kann man sich Anbautipps für die Innenaufzucht holen, und es gibt jede Menge englischsprachige Seiten zum Thema. Baobab-Früchte findet man als Dekorationsobjekt im Internet. Mit einer Handsäge öffnet man die Frucht, lutscht die Pulpe ab, und kleine herzförmige Samen bleiben übrig. Pro Frucht sind das leicht 100 Stück oder mehr, sodass man auch gut welche an Freunde verschenken kann.
Hier ein Tipp, den ich mit Erfolg ausprobiert habe:
Man braucht einen großen Tontopf mit Erde. Die Samen drückt man hinein, bis sie etwa einen Zentimeter bedeckt sind, dann legt man zerknüllte Papierkügelchen auf die Erde und zündet sie an (bitte nicht drinnen ausprobieren wegen der Rauchmelder). Mit dieser Strategie dauerte bei mir die Keimung nur zehn Tage. Zuerst sah der Keimling aus wie ein kleiner Kopfsalat. Mittlerweile ist er gute 15 Zentimeter hoch und rank und schlank mit Blättern, die aussehen wie Lorbeerblätter. Ich habe ein kleines Heizkissen unter den 20-Liter-Topf gelegt, das es für wärmeliebende Pflanzen, wie z. B. auch Moringas, im Internet gibt. Und das Bäumchen bekommt von sechs Uhr morgens bis sechs Uhr abends Licht aus einer

INFO

zeitschaltuhrgesteuerten Pflanzenlampe aus dem Baumarkt. Baobabs brauchen zwölf Stunden Tageslänge, so ahme ich die Sonne nach. Mein Baobab wächst einträchtig mit einer Moringa im Topf – sozusagen in Mischkultur. Im Starter-Kit von *www.bb-geschenkideen.de* empfiehlt man, die Samen 24 Stunden lang in zimmerwarmem Wasser einzuweichen. Das habe ich nicht gemacht, und der Samen trieb trotzdem aus. Der Standort sollte warm und sonnig sein, der Baum verträgt keine Staunässe. Alle vier Wochen kann man den Baum mit organischem Dünger verwöhnen. Fallen dann die Blätter ab, nur noch spärlich gießen – das heißt, einmal alle vier Wochen. Am Anfang sollte man das Pflänzchen einen Monat lang alle zwei Tage gießen. In jedem Frühjahr wiederholt man diesen Wässerungsrhythmus für vier Wochen, weil so das Wachstum angeregt wird.

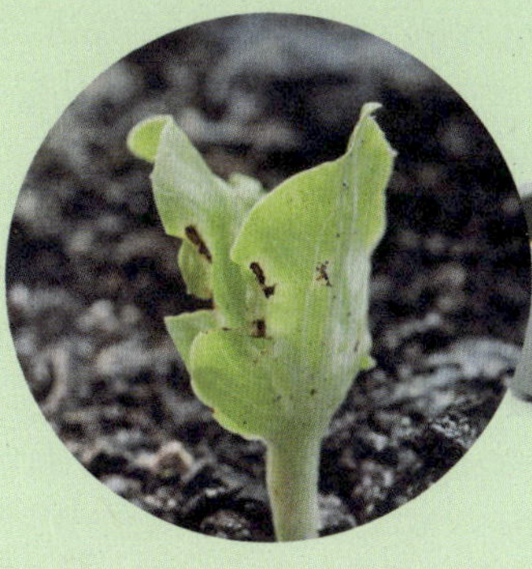

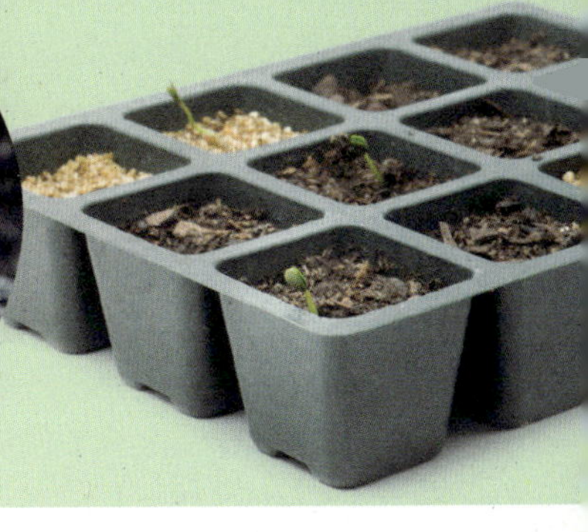

Ein Füllhorn an Inhaltsstoffen

Rupert Watson sagt über den Wunderbaum: »Der Baobab ist Nahrung für Menschen und ihre Tiere, eine Apotheke, um tropische Krankheiten zu heilen, und ein Lieferant für fast unbegrenzte Verwendungsmöglichkeiten.«[5] Baobab-Produkte sind genetisch unverändert, ursprünglich und züchterisch nicht bearbeitet. Sie sind völlig natürlich aus reinem Wildwuchs entnommen und damit ressourcenschonend. Der Baum und sein Ökosystem werden nicht angetastet. Kleinbauern können ein regelmäßiges Einkommen erzielen. Durch die wirtschaftliche Nachfrage nach Baobab-Produkten wächst die Wertschätzung der Bäume in den Herkunftsländern. Baobab-Produkte bestechen zudem durch jahrhundertelange Erfahrungen in der Ethnomedizin, sie sind ein wahres Superfood.

Warum spricht man von Superfood?

Superfoods fallen durch besondere Nährstoffdichte und ein hohes antioxidatives Potenzial auf. Angesichts der wachsenden Vitalstoffdefizite in unserer Nahrung aufgrund verschiedener Faktoren wie Kunstdünger, Auslaugung der Böden, sauren Regens, langer Transportwege und falscher Züchtungsziele, bei denen die »inneren Werte« auf der Strecke bleiben, sind wir geradezu auf diese Vitalstoffbomben angewiesen, wenn wir strahlende Gesundheit erreichen und bewahren möchten. Die

Konzentration der Mineralstoffe hat in den letzten 50 Jahren um etwa 60 Prozent abgenommen, der Vitamin-C-Gehalt von Äpfeln um 80 Prozent. Ohne die Ernährung über Nacht völlig umzustellen, kann man mit Superfoods oder »Super-Lebensmitteln« am schnellsten seine Lebenskraft und Lebensfreude steigern. Stoffe aus dem Chemielabor wirken eher kontraproduktiv, weil der Körper sie gar nicht erkennt, sie bestenfalls ausscheidet, und schlimmstenfalls wirken sie toxisch wie zu viele Vitamine der fettlöslichen »Edeka-Gruppe« (E, D, K, A).

Auch isolierte Stoffe aus natürlichen Lebensmitteln bringen keine strahlende Gesundheit, weil in ihnen nicht mehr die Symphonie der Nährstoffe wie in der ganzen Pflanze wirkt. Wir sind von der Evolution her nur an ganze, natürliche Lebensmittel angepasst. Schon Sebastian Kneipp stellte fest: »Der Weg zur Gesundheit führt durch die Küche, nicht durch die Apotheke.«[6]

Normale Lebensmittel haben einen Nährwert, Superfoods darüber hinaus einen »Mehrwert«: Sie stellen ein geballtes Konzentrat von Mutter Natur dar – an Vitaminen, Mineralstoffen, essenziellen Fettsäuren, Enzymen, essenziellen Aminosäuren, Ballaststoffen und gesundheitsfördernden Pflanzenbegleitstoffen wie Bioflavonoiden.

Superfoods wie Baobab, Chia und Moringa wurden erst vor Kurzem als Lebensmittel (wieder-)entdeckt. Baobab-Bäume wachsen in Afrika wild, es gibt keine Plantagen. Sie sind also genau so, wie der Schöpfer sie einst schuf: stark, wild und voller Antioxidantien und anderer Vitalstoffe, um sich vor Fressfeinden, UV-Licht oder Schimmelpilzen zu schützen. Für mich sind Superfoods nur solche, die auch einen hohen ORAC-Wert aufweisen, das heißt, ein hohes antioxidatives Potenzial. Der ORAC-Wert misst, wie kraftvoll ein Lebensmittel aggressive Sauerstoffverbindungen neutralisiert, die zu vorzeitigen Alterungsprozessen und Krankheiten führen. Zu den Antioxidantien in Superfoods wie Baobab gehören Polyphenole, Vitamin C, Carotinoide und Bioflavonoide. Antioxidantien wirken darüber hinaus antiviral, antibakteriell und entzündungshemmend. Es sind also Gesundheitspolizisten in unserem Organismus.

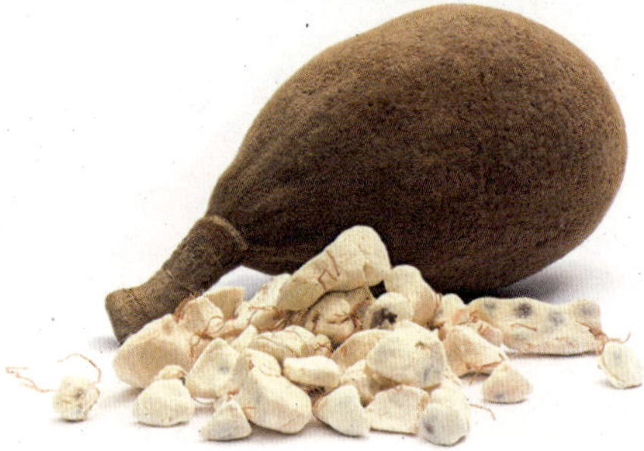

Superfoods wie Baobab bescheren einem eine gute Verdauung, aktivieren die Selbstheilungskräfte, bringen uns zurück ins Gleichgewicht, schützen uns vor Burn-out und ermöglichen uns ein neues Niveau an Gesundheit und Energie. Sie stellen damit ein wahres Doping dar, ohne jede Nebenwirkungen. Man fühlt sich mit ihnen dem Leben und seinen Herausforderungen meisterlich gewachsen.

INFO

DIE POWER DER TROPENFRÜCHTE

Regionale Küche ist »in«, und Supermärkte werben mit »aus der Region«. Warum empfehle ich Ihnen nun die Tropenfrucht Baobab? Vielleicht überrascht es Sie, aber wir sind an Tropenfrüchte genetisch bestens angepasst, besser als an viele unserer »heimischen« Obstsorten, die – bis auf Waldbeeren und Holzäpfel – erst um die 6000 Jahre vor Christus zu uns kamen und schon von den Römern züchterisch bearbeitet wurden. Die letzte große Einwanderungswelle von Urmenschen, unseren Vorfahren, fand erst um 70 000 bis 40 000 vor Christi Geburt statt und kam aus Afrika. Genetisch betrachtet bedeutet dieser Zeitraum nur ein paar Wimpernschläge. Wir sind daher an Tropenfrüchte wie Baobab besser angepasst als an Äpfel, Birnen, Kirschen und Pflaumen. Kein Wunder, dass sich unser Körper »freut«, wenn er ursprüngliche Tropenfrüchte bekommt. Sie werden es vielleicht erleben: Es ist so, als wenn auf ein ausgetrocknetes Stück Land endlich der lang ersehnte Regen fällt. Der Mensch blüht förmlich auf.
Guy-Claude Burger heilte mit Tropenfrüchten seinen Magenkrebs. Er räumt ihnen, was das Heilungspotenzial von Krankheiten betrifft, einen besonderen Platz in seiner »Instinctotherapie«[7] ein. Auch Franz Konz, Autor von »Der große Gesundheitskonz«, schreibt, dass Tropenfrüchte unsere Urnahrung darstellen und sie uns daher schnell

INFO

gesund machen können, indem sie unsere Selbstheilungskräfte fördern. Er geht davon aus, dass die Tropen als unsere eigentliche Heimat von der Schöpfung bestimmt wurden und wir auf die Lebensstoffe in Tropenfrüchten codiert sind. Über Tropenfrüchte habe ich ein eigenes Buch geschrieben mit 36 Fruchtporträts: »Heilkraft aus den Tropen.«[8]

Tropenfrüchte enthalten viel mehr Pflanzenbegleitstoffe als unsere heimischen Obstsorten, weil sie in den heißen Tropen einen besonderen Schutz vor Schimmelpilzen, UV-Licht und zahlreichen Fressfeinden bedeuten. Bioflavonoide oder Pflanzenbegleitstoffe sind mindestens so wichtig wie Vitamine. Sie verbessern die Nährstoffversorgung der Zellen, entgiften sie gleichzeitig, ziehen freie Radikale aus dem Verkehr und bekämpfen effektiv Krebszellen. Außerdem reinigen sie die Arterien von Ablagerungen, leiten Schwermetalle aus, befördern eine zügige Verdauung und sorgen für eine gesunde Darmflora.

Baobab ist dabei noch etwas ganz anderes als züchterisch bearbeitetes Tropenobst. Affenbrotbäume wachsen heute noch wild genauso wie vor Millionen von Jahren, als sie entstanden sind. Dieses unverfälschte Erbgut kommt uns jetzt zugute. Sensible Esser spüren, wie Baoab ihnen Lebensenergie schenkt. Die Früchte haben die Sonne und Wildheit Afrikas gespeichert. Baobab als

INFO

Wildpflanze versorgt uns mit einer besonderen Fülle an Biophotonen. Wildpflanzen enthalten davon, so Professor Fritz Albert Popp,[9] etwa das Zehnfache wie unser Kulturgemüse und -obst.
Bei der ursprünglichen Tropenfrucht liegt erwartungsgemäß eine sehr hohe Bioverfügbarkeit vor, das heißt, der Körper kann die Inhaltsstoffe besonders gut aufnehmen oder assimilieren.

Die Baobab-Frucht

- Sie enthält ein komplettes und optimales Aminosäureprofil einschließlich aller acht essenziellen Aminosäuren.
- Die einzelnen Inhaltsstoffe haben synergetische Effekte.
- Sie enthält mehr Antioxidantien als Granatapfel und Gojibeeren zusammen, doppelt so viele Antioxidantien wie Goji-Beeren, sechsmal so viele wie Heidelbeeren, zwölfmal so viele wie Weintrauben, fünfmal so viele wie Mangos, 14-mal so viele wie Papayas und hat einen ORAC-Wert (antioxidatives Potenzial) von 24 300 bis 65 000. Sie hat eine stärkere antioxidative Wirkung als OPC, das Anti-Aging-Wundermittel.
- Sie enthält zehnmal mehr Vitamin C als Orangen und Kiwis und 15-mal mehr als Granatäpfel. Nur

10 Gramm decken den Tagesbedarf an Vitamin C (von 65 mg).

- Sie enthält sechsmal so viel Kalium wie Bananen.
- Sie enthält dreimal so viel Kalzium wie Joghurt, fünfmal so viel wie Milch.
- Sie enthält mehr Eisen als rotes Fleisch.
- Sie enthält mehr Magnesium als Spinat und Kokoswasser und fünfmal so viel wie Avocados.
- Sie enthält mehr Zink als Austern.
- Nur 40 Gramm Fruchtfleisch decken 41 Prozent des Eisenbedarfs, 25 Prozent des Zinkbedarfs und 35 Prozent des Kalziumbedarfs.[10]
- Sie enthält mehr Ballaststoffe als Chia, 14-mal so viele lösliche Ballaststoffe wie Orangen und 50 Prozent Ballaststoffe im idealen Verhältnis von löslich zu unlöslich; 1 Esslöffel enthält mehr Ballaststoffe als 100 Gramm Vollkornbrot.[11]

In Großbritannien ist Baobab schon Mainstream und in jedem Supermarkt erhältlich. Der hohe Vitamin-C-Gehalt steigert die Aufnahme von Eisen. Die Bioverfügbarkeit von Eisen und Kalzium ist durch ein optimales Phosphor-Kalzium-Verhältnis in der Kombination mit Vitamin C besonders gut. Die »Herstellung« hat der Baum selbst übernommen, indem er der Frucht während des Reifeprozesses die Feuchtigkeit entzieht und in seinem riesigen Stamm speichert. Mit Baobab-Fruchtpulver hat man also ein Naturprodukt in Rohkostqualität, »made by nature«. Der Baum wurde nie gezüchtet, geschweige denn genmanipuliert, noch nicht einmal gepflanzt: Affenbrotbäume wachsen einfach wild fast überall in Afrika.

Die Bioverfügbarkeit kann man messen. Die Affenbrotfrucht hat einen unglaublich hohen Wert von 220, so ergab eine Messung der »Brunswick Laboratories« im Jahr 2014.[12] Damit hat Baobab die bei Weitem höchste Bioverfügbarkeit von allen bisher untersuchten Lebensmitteln und stellt selbst die Acai-Beere, den Granatapfel und Grapefruitkerne weit in den Schatten, die nur zwischen 15 und 60 Punkte auf der Skala erreichen. Baobab-Fruchtpulver ist also ein wirkliches Superfood und enthält die Inhaltsstoffe, die wir und besonders unser Gehirn dringend brauchen. Daher ist man mit Baobab belastbarer, kommt mit Stress besser klar, hat mehr Energie und leidet weniger unter Stimmungsschwankungen.[13]

Rupert Watson schreibt in seinem Klassiker »The African Baobab« von 2007: »Baobab-Fruchtfleisch ist das Manna für die Paviane, das in der Wildnis ihr Überleben sichert.« Auch für uns, die wir mit den Affen verwandt sind, stellt Baobab eine Art »Wundertüte« dar. Professor Linus Paulig, Begründer der orthemolekularen Medizin, sagt, dass die Behandlung von Krankheiten durch die Veränderung der Konzentration von Substanzen im menschlichen Körper erfolgen kann, die für die Gesundheit erforderlich sind. Durch Stress und Umweltbelas-

tung brauchen wir mehr Vitalstoffe als früher, unsere Nahrung ist aber zunehmend vitalstoffarm.[14]
Die Baobab-Frucht enthält 14 (!) wichtige Vitamine und Mineralstoffe. Besonders hervorzuheben sind die komplexen Kohlenhydrate, die Konzentration von wertvollem Kalzium, ein sehr hoher Anteil von Vitamin C, Thiamin (Vitamin B_1), Niacin (Vitamin B_3). Mit bis zu 422 Milligramm pro 100 Gramm Ascorbinsäure gehört dieser Vitamin-C-Gehalt zu den höchsten unter den Wildfrüchten Afrikas und hat den zehnfachen Vitamin-C-Gehalt von Orangen. Schon 23 Gramm Fruchtpulver decken den täglichen Mindestbedarf von 65 Milligramm Vitamin C. De Caluwé et al. schreibt 2010: »Das ist der höchste Vitamin-C-Gehalt unter natürlichen Früchten.«[15]
Das Fruchtfleisch stellt darüber hinaus eine sehr gute Quelle an Aminosäuren dar einschließlich aller acht essenziellen und sämtlicher nicht-essenziellen mit einem ausgewogenen Aminosäureprofil, wie es den menschlichen Bedürfnissen entspricht. Etwa 20 Prozent der Pulpe bestehen aus Eiweiß. Im Fruchtfleisch finden sich noch wertvolle Fruchtsäuren wie Tartarsäure und Apfelsäure. Zusammen mit Glykosiden ergeben sie den exotisch-fruchtigen süß-säuerlichen Geschmack.
Der Gehalt von gesunden Ballaststoffen liegt zwischen 45 und 50 Prozent mit der idealen Kombination von 50 Prozent löslichen zu 50 Prozent unlöslichen Faserstoffen. Darunter findet sich viel Pektin. Sowohl die löslichen als auch die unlöslichen Ballaststoffe sind sehr

gesund und sorgen für den Aufbau einer ausgewogenen Darmflora. Unlösliche Faserstoffe erhöhen das Darmvolumen und beugen Verstopfung vor. Außerdem erhöhen sie das Sättigungsgefühl und sind daher wichtig dafür, sein Idealgewicht zu erlangen oder zu erhalten.
Der sehr hohe wasserlösliche Anteil der Faserstoffe hat eine präbiotische Wirkung. Stoffwechselprozesse der gesunden Darmflora wie Bifidus und Acidophilus werden gefördert. Die Verdauungsleistung, so die italienischen Forscher Vertuosi und Manfredini,[16] wird optimiert, das Immunsystem gestärkt, Entzündungen und Durchfällen vorgebeugt.
Baobab enthält besonders viel der B-Vitamine Thiamin, Pyridocin, Riboflavin und Niacin. Sie stärken Nerven und Psyche, sind für den Eiweiß- und Zuckerstoffwechsel maßgebend, unterstützen das Immunsystem und sind wichtig zur Bildung körpereigener Enzyme. Baobab-Fruchtfleisch enthält darüber hinaus wichtige Fettsäuren wie Ölsäure, Linolsäure und Alpha-Linolensäure sowie Provitamin A oder Beta-Carotin. Provitamin A wird schon bei kleinster Fettmenge besser vom Körper aufgenommen. Baobab enthält beides. Die Antioxidantien zum Schutz der Zellen, zur Vorbeugung von Krankheiten und zur Verlangsamung von Alterungsprozessen übertreffen mit einem ORAC-Wert von 24 300 jede bisher untersuchte Frucht. Besonders viele Polyphenole finden sich in Baobab, die vor Krebs und anderen Krankheiten schützen und den Blutzuckerspiegel stabil halten.

An Mineralien und Spurenelementen enthält die Baobab-Frucht besonders viel Kalzium, Zink und Eisen. Auch ist die Frucht des Affenbrotbaums eine hochwertige Quelle von Kalium, was für eine normale Muskelfunktion – auch die des Herzmuskels – und für das Säure-Basen-Gleichgewicht unentbehrlich ist. Baobab enthält das Sechsfache an Kalium wie die Banane. Die Frucht weist bis zu 655 Milligramm pro 100 Gramm Kalzium und damit fünfmal so viel wie Milch auf. Weil Baobab im Gegensatz zur Milch auch Magnesium enthält, wird das pflanzliche Kalzium viel besser in Knochen und Zähne eingebaut.

Inhaltsstoffe pro 100 Gramm Baobab-Fruchtfleisch	
(Die Angaben beruhen auf der Analyse von S. Manfredini,[17] wenn nicht anders gekennzeichnet.)	
Rohprotein	5,1 g
Fett	0,2 g
Ballaststoffe	44,0 g
Essenzielle Aminosäuren	
Lysin	14,62 mg
Methionin	4,92 mg
Zystin	11,23 mg
Tryptophan	1,49 mg
Isoleucin	8,41 mg
Valin	1,62 mg
Phenylalanin	4,4 mg (Osman 2004)[18]
Arginin	6,04 mg
Histidin	2,71 mg

Inhaltsstoffe pro 100 Gramm Baobab-Fruchtfleisch	
(Die Angaben beruhen auf der Analyse von S. Manfredini,[19] wenn nicht anders gekennzeichnet.)	
Nicht essenzielle Aminosäuren	
Glyzin	2,9 mg (Osman 2004)[20]
Serin	3,2 mg (Osman 2004)[21]
Prolin	2,35 mg
Alanin	3,3 mg
Aspartamsäure	6,4 mg
Glutaminsäure	4,02 mg
Tyrosin	20,6 mg
Mineralstoffe	
Kalium	2,84 g
Kalzium	0,34 g
Kupfer	0,55 mg
Eisen	7,0 mg
Magnesium	209 mg (Glew 1997)[22]
Mangan	2,07 mg
Phosphor	96–210 mg
Zink	0,47 mg
Vitamine	
Carotin	0,2 mg
Vitamin B_1	0,48 mg (Thiamin)
Vitamin B_2	0,06 mg (Riboflavin)
Vitamin B_3	3 mg (Niacin)
Vitamin B_6	2,13 mg (Pyroxin)
Vitamin C	498 mg (de Caluwé 2010)[23]

Inhaltsstoffe pro 100 Gramm Baobab-Fruchtfleisch
(Die Angaben beruhen auf der Analyse von S. Manfredini.[24])
Fettsäuren
Fettgehalt 155 mg/g, davon hauptsächlich Linolsäure, aber auch Ölsäure und Alpha-Linolensäure
Polyphenole
Katechine, Ellagsäure, Quercetin, Beta-Sitosterol, Kumarine, Proanthocyanide, Terpenoide, Epicatechine und weitere Flavonoide

Die roten Baobab-Fruchtfasern

Sie enthalten 66-mal so viele Antioxidantien wie Orangen, 48-mal so viele Antioxidantien wie Erdbeeren, 100-mal so viele Antioxidantien wie Kiwis.[25] Und sie haben einen ORAC-Wert von 75 000.[26]

Die Baobab-Blätter

- Sie sind ähnlich vitalstoffreich wie Baobab-Fruchtpulver.
- Sie enthalten Tannine, Vitamin C, Provitamin A bzw. Beta-Carotin, Eisen, das vollständige Aminosäurenprofil, Kalium und Catechine mit antioxidativem Potenzial.
- Sie enthalten viermal so viel Vitamin A wie Mangos.
- Sie enthalten mehr Eiweiß und mehr Eisen als Fleisch.
- Sie enthalten mehr Antioxidantien als Blaubeeren.
- Frische Blätter werden in Afrika als Salat oder gekocht wie Spinat verzehrt.

- Sie dienen getrocknet als Tee und in Smoothies.
- In Afrika werden sie bei Asthma, Durchfall, Entzündungen, Wunden, Insektenstichen, Parasitenbefall und bei Blasenentzündungen als Heilmittel eingesetzt.

Die Blätter des Baobab-Baumes sind in vielen Ländern Afrikas Grundnahrungsmittel und werden als Gemüse zubereitet. Bei uns bekommt man sie von einigen Firmen als Blattpulver. In den Blättern des Affenbrotbaums wurden Inhaltsstoffe wie Tannine, Phlorotannine, Glykoside, Saponine und Terpenoide isoliert sowie Antioxidantien wie Flavonoide und Polyphenole. Auch finden sich Phytosterole, Aminosäuren, Chlorophyll und Schleimstoffe in den Blättern. Hervorzuheben sind eine hohe Konzentration von Provitamin A sowie Carotin und – wie auch in der Frucht – sämtliche essenziellen und nicht essenziellen Aminosäuren. Durch das Kochen der Blätter, wie in Afrika üblich, wird die Aktivität einiger der Antioxidantien abgeschwächt, die Wirkung anderer wie von Polyphenolen hingegen verstärkt.

TIPP

Ich rege an, einen Teil des Blattpulvers roh zu sich zu nehmen und einen anderen in Gerichten mitzukochen oder als Teeaufguss zuzubereiten. Die Blätter sollten dabei mindestens zehn Minuten in kochendem Wasser ziehen, damit möglichst viele Polyphenole ins Kochwasser gelangen.

Inhaltsstoffe pro 100 Gramm Blattpulver	
Kohlenhydrate einschließlich Schleimstoffe	40–80 g
Proteine	10–15 g
Fett	4–6 g
Ballaststoffe	11 g
Mineralstoffe	9–17 g

Besonders als Eiweißquelle sind Baobab-Blätter in Afrika ein wichtiger Bestandteil einer gesunden Ernährung.
Bei fünf der acht essenziellen Aminosäuren gelten Baobab-Blätter nach den WHO-Standards als »gut«. Der Tryptophan- und Threonin-Gehalt ist besonders hoch. Aus Tryptophan bildet der Körper Neurotransmitter und Serotonin. Das Niacin in Baobab-Blättern ist gut für Gedächtnis und Stimmung.
Baobab-Blätter enthalten auch wertvolle Mineralien. Fast alle essenziellen Spurenelemente einschließlich Zink, Mangan, Bor, Kalium, Molybdän und Magnesium finden sich in den Blättern. Besonders beeindruckend sind die Konzentration von Kalzium mit bis zu 26 400 Mikrogramm pro 100 Gramm Trockengewicht, der Gehalt von Eisen mit 700 Mikrogramm pro 100 Gramm Trockengewicht, der von Magnesium – 5490 Mikrogramm pro 100 Gramm Trockengewicht – sowie der Gehalt des Spurenelements Mangan mit 89,3 Mikrogramm pro 100 Gramm Trockengewicht.

Baobab-Blätter sind eine gute Vitaminquelle. Sie enthalten an Carotinen Alpha-Carotin, Beta-Carotin und Beta-Cryptoxanthin. Der Gesamt-Carotingehalt beträgt etwa 10 Milligramm pro 100 Gramm. Baobab-Blätter enthalten auch nennenswerte Mengen an Vitamin B_1 oder Thiamin, Vitamin B_2 oder Riboflavon sowie mehr als 200 Milligramm Vitamin C oder Ascorbinsäure pro 100 Gramm. Die Blätter des Affenbrotbaums sind daher eine gute Quelle von B-Vitaminen, Carotinen und Vitamin C.

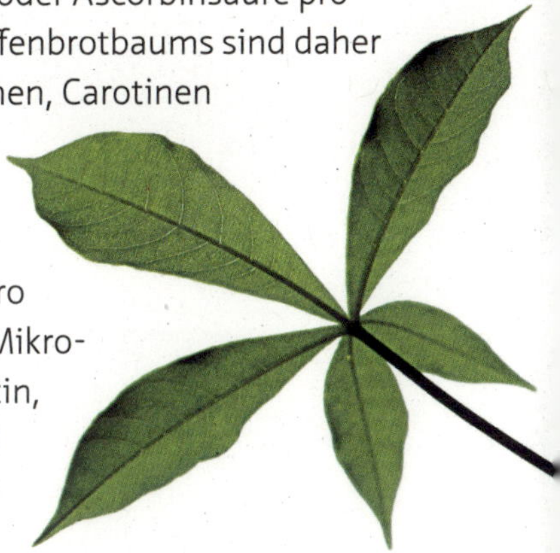

Baobab-Blätter stellen eine gute Vitamin-A-Quelle dar. Sie enthalten 19,4 Mikrogramm pro Gramm Alpha-Carotin, 147,5 Mikrogramm pro Gramm Beta-Carotin, und 26,2 Mikrogramm Retinol pro Gramm. In einer Tabelle der WHO, »Produits Végétaux Riches en Carotènes« von 2001, mit 27 Vitamin-A-reichen Nutzpflanzen der afrikanischen Sahelzone haben Baobab-Blätter den zweithöchsten Vitamin-A-Wert unter allen Pflanzen und liegen auch beim Proteingehalt im ersten Drittel. Baobab-Blätter enthalten viermal so viel Vitamin A wie Mangos, die als gute Vitamin-A-Quelle gelten. Pflanzliches Vitamin A kann nicht überdosiert werden wie das tierischen Ursprungs. Der Körper wandelt nur so viel des Provitamin A in körpereigenes Vitamin A um, wie er gerade braucht.

Positive Effekte von Frucht, Fasern und Blättern für die Gesundheit

- Baobab ist ein starkes Antioxidans (Schutz vor Krankheiten und verfrühten Alterungsprozessen).
- Baobab ist eine Quelle von Mikronährstoffen wie Vitamin C, A, B_1 und B_6, von bioverfügbaren Mineralien wie Kalzium, Eisen, Magnesium, Mangan, Kalium, Zink und Phosphor und von Aminosäuren, Glukose, Polysacchariden und Fructose.
- Baobab gilt als Energiespender mit Sofortwirkung; Mittel zur Stabilisierung des Blutzuckerspiegels auch nach kohlenhydrathaltigen Mahlzeiten.
- Baobab dient der Prophylaxe von oxidativem Stress.
- Die Frucht ist eine Quelle von Ballaststoffen; die löslichen wirken präbiotisch.
- Sie fördert eine optimale Verdauung, dient dem Aufbau einer gesunden Darmflora, sie ist ein ideales Mittel bei allerart Verdauungsstörungen: Reizdarm, Verstopfung, Durchfall, Morbus Crohn, Colitis ulcerosa.
- Wirkt antiviral, antibiotisch, schmerzlindernd, fiebersenkend.
- Wirkt entzündungshemmend: 500 Milligramm pro Kilo Baobab-Fruchtfleisch sind genauso wirksam wie 15 Milligramm pro Kilogramm Acetylsalicylsäure ASS.
- Beugt Diabetes Typ 2 vor.
- Wirkt stärkend aufs Immunsystem, z. B. mit Kalzium, Vitamin B_1, Vitamin B_6 und Vitamin C.

- Wirkt stimmungsaufhellend.
- Wirkt als Kosmetikum von innen und außen.
- Dient als Fitnessprodukt für sportlich Aktive und Leistungssportler – für mehr Ausdauer, konstanten Blutzuckerspiegel und Muskelaufbau.

Samen und Samenöl

- Samen und Samenöl sind ideal für die Haut- und Haarpflege, sie wirken feuchtigkeitsspendend und verjüngend.
- Samen und Öl enthalten sekundäre Pflanzenbegleitstoffe mit antioxidativer Wirkung: z. B. Beta-Sitosterol, Delta-7-Avenasterol, Campesterol, Stigmasterol, Linol- und Linolensäure (»Vitamin F«).
- Beide haben ein ideales Verhältnis der essenziellen Fettsäuren Omega-3, Omega-6 und Omega-9.
- In Afrika werden die Samen äußerlich und innerlich verwendet bei erektiler Dysfunktion und als Aphrodisiakum für Mann und Frau.
- Das Öl enthält eine hohe Konzentration an ungesättigten Fettsäuren, siebenmal so viele wie Maiskeimöl, doppelt so viel Beta-Carotin wie Palmöl.
- Es hat einen höheren Eiweißgehalt und enthält mehr Lysin als Erdnüsse (wichtig für Veganer!).
- Das Öl ist aufgrund seiner mittelkettigen Fettsäuren und Antioxidantien fünf Jahre ungekühlt haltbar.

Rupert Watson, ein bekennender Baobab-Fan, schreibt in »The African Baobab« von 2007: »Die Millionen von

Samen, die jeder Baobab-Baum produziert, dienen als Nahrung für unzählige Kreaturen, die im Baobab-Land wohnen.«

Auch für uns haben sie etwas zu bieten. Sie schmecken angenehm und lecker wie Mandeln. In Afrika isst man sie roh, getrocknet, gemahlen und verwendet sie als Gewürz zum Kochen. Geröstete Samen bieten einen köstlichen koffeinfreien Kaffeeersatz.

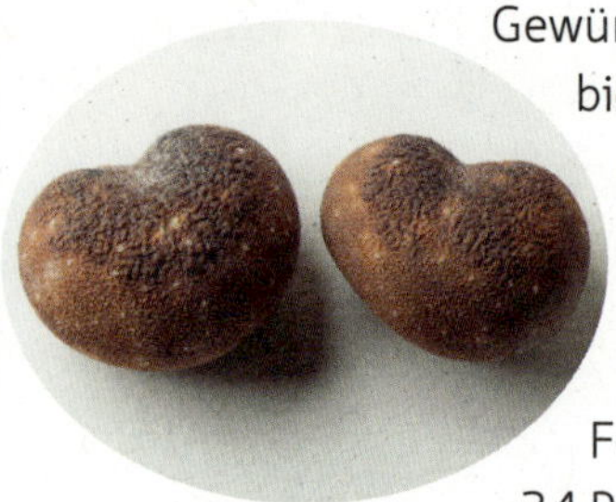

Baobab-Samen enthalten eine hohe Konzentration an Eiweiß, Öl, Fasern, Mineralien, Pektin und Fettsäuren. Der Proteingehalt beträgt 34 Prozent, der Fettgehalt 30 Prozent, der Kohlenhydratanteil 5 Prozent und der Ballaststoffanteil 17 Prozent sowie der Anteil der Mineralstoffe rund 6 Prozent. Wie das Fruchtfleisch enthalten auch Baobab-Samen alle essenziellen und nicht essenziellen Aminosäuren. Der Anteil an Rohprotein beträgt etwa 20 Prozent. 155 Milligramm (pro Gramm Trockengewicht) bestehen aus Fett mit 1 bis 2 Milligramm pro Gramm Linolsäure. Auch sind Baobab-Samen eine gute Quelle der essenziellen Omega-3-Fettsäure Alpha-Linolensäure. 38 Prozent der Fettsäuren bestehen aus Mystirinsäure, 19,7 Prozent aus Palmsäure, 3 Prozent aus Stearinsäure, 22 Prozent aus Ölsäure, 1,2 Prozent aus Linolsäure.

Der Mineralstoffgehalt ist besonders hoch bei Kalzium und Eisen. Das Öl aus Baobab-Samen ist goldgelb und

geruchlos und enthält im Vergleich zu Palm- und Maiskeimöl viel mehr ungesättigte Fettsäuren. Die Konzentration von Beta-Carotin beträgt 43 Mikrogramm pro 100 Gramm, das ist das Doppelte wie beim Palmöl und das Siebenfache wie beim Maiskeimöl. Baobab-Samenöl enthält Stigmasterol und Beta-Sitosterin und noch weitere Pflanzenbegleitstoffe wie Phytosterine, Campesterol, Fucosterol und verschiedene Avenasterole, welche im Dünndarm die Aufnahme von Cholesterin ins Blut vermindern. Der Körper greift dadurch auf seine eigenen Cholesterinreserven zurück, und ein zu hoher Cholesterinspiegel kann sinken. Die Bioflavonoide im Baobab-Samenöl wirken antioxidativ und helfen, das Dickdarmkrebsrisiko zu verringern.
Da das Baobab-Öl auch Cyclopropan-Fettsäuren enthalten kann (was der Baobab-Experte Gerald E. Wickens allerdings in Abrede stellt[27]), sollte man die Samen und das Samenöl nicht in größeren Mengen roh verzehren. Durch Erhitzen werden die eventuell vorhandenen unerwünschten Inhaltsstoffe neutralisiert. In Europa ist Baobab-Öl nicht als Lebensmittel zugelassen, aber als Zusatz für Kosmetika.

Die Baobab-Rinde

Sie enthält Flavonoide und weitere wertvolle Pflanzenbegleitstoffe. Seit dem 19. Jahrhundert ist sie in Europa unter dem Namen »Cortex cael Cedra« als fiebersenkendes Mittel in Gebrauch.

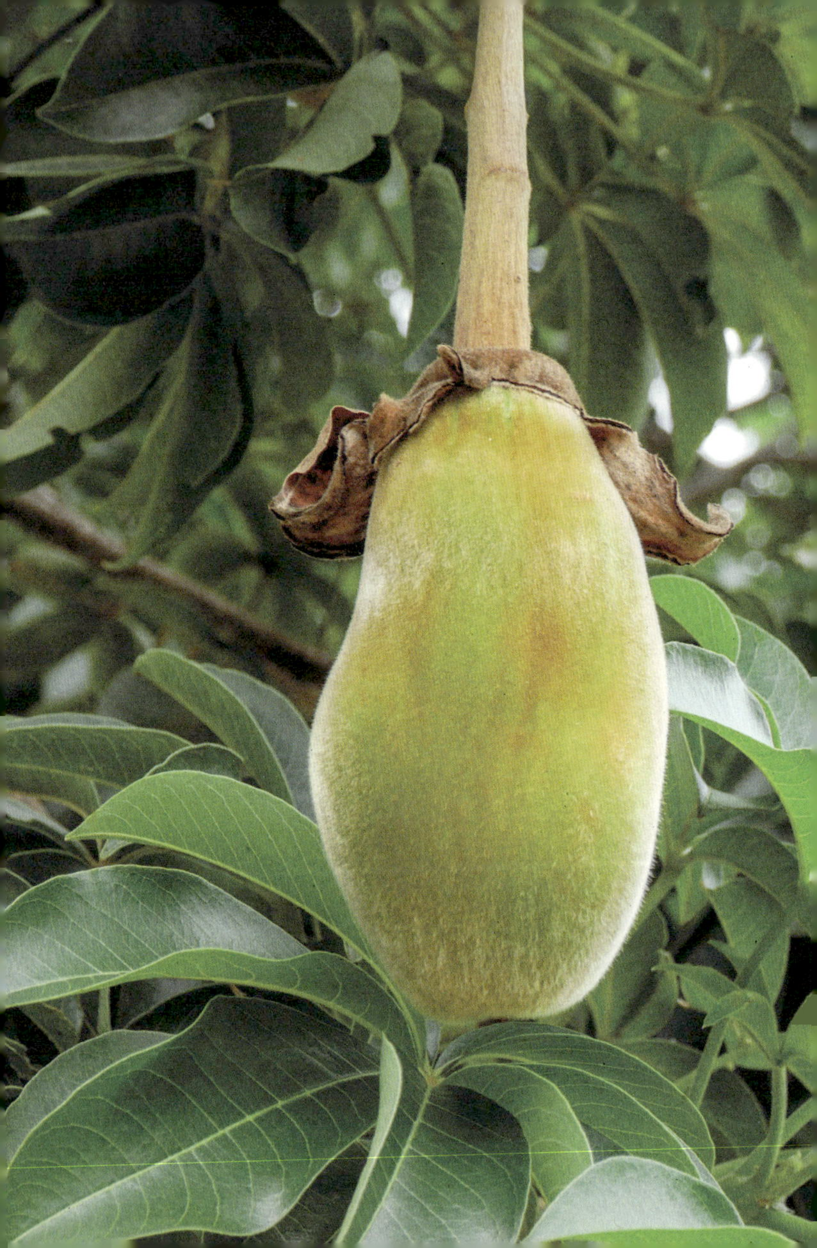

Baobab für Körper und Seele

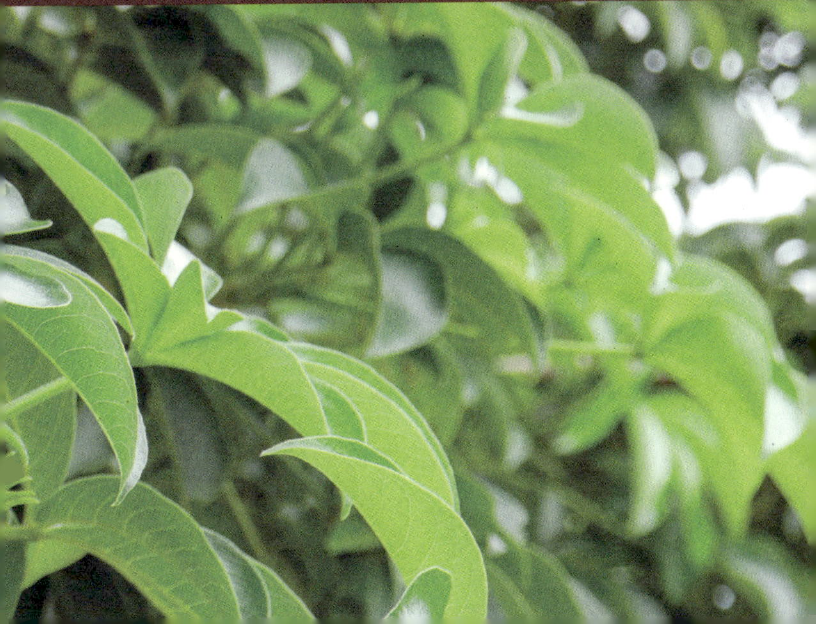

Ein wahrer Schatz für die Gesundheit

Man kann viel auf sehr individuellem Weg für seine Gesundheit tun, besonders in der Prophylaxe. Wo ist Baobab besonders stark?

Antioxidantien in Fülle

Antioxidantien stellen freien Radikalen – das sind zerstörerische Sauerstoffverbindungen – Elektronen gegenüber und machen sie dadurch unschädlich. Antioxidantien schützen Gewebe, Eiweiße, Zellen und die DNA, unser Erbgut, vor der gefährlichen Wirkung von aggressivem Sauerstoff. Bei allen körperlichen Prozessen, von der Atmung bis zur Verdauung, werden freie Radikale erzeugt. Diese chemisch instabilen Moleküle rauben ihrer Umgebung Elektronen. Der Verlust von Elektronen kann Zellen oder Zellteile zerstören. Freie Radikale kann man sich wie Geschosse oder Laserkanonen vorstellen, welche die Mitochondrien oder Kraftwerke in unseren Zellen attackieren, Giftstoffe in die Zellen einschleusen und das Erbgut schädigen. Was kaum überrascht: Freie Radikale spielen eine wichtige Rolle bei der Entstehung von Herzkrankheiten, Krebs, Arthritis, Grauem Star, altersbedingter Makuladegeneration (AMD), Gedächtnisverlust, Rheuma, Diabetes, Arteriosklerose, Lungenerkrankungen, chronischen Entzündungen, schlecht heilenden Wunden, Demenz und Alterungsprozessen, um nur einige zu nennen. Jede Zelle wird täglich (!) rund 10 000-mal von »oxidativen Schlägen« getroffen. Unser Körper ist eine Art Schlachtfeld, und es herrscht Krieg – immer!

Antioxidantien sind unsere Rettung, weil sie freie Radikale neutralisieren, indem sie ihnen großzügig Elektronen schenken, ohne selbst zu instabilen Elektronenräubern zu werden. In unserer Nahrung steckt eine Fülle von Antioxidantien. Bekannt sind die Vitamine A, E, Beta-Carotin und verwandte Carotinoide sowie die Mineralstoffe Magnesium, Selen und Zink, die von vielen Enzymen, welche freie Radikale zerstören, gebraucht werden. Aktive Antioxidantien sind zum Beispiel Flavonoide, Phenole, Polyphenole, Phytoöstrogene, Glutathione und Koenzym Q10. Manche Antioxidantien wirken in, andere zwischen und wieder andere – wie Beta-Carotin – auf der Oberfläche der Zellen.

Da alle Antioxidantien wie die Instrumente in einem Orchester wirken, das ja auch nicht nur aus Bratschen, Trommeln *oder* Hörnern besteht, ist es viel besser, die ganze Frucht oder das ganze Stück Gemüse zu essen mit einer Vielzahl unterschiedlich wirkender Antioxidantien, als ein Monopräparat einzunehmen.

Baobab sticht besonders hervor. Tropenfrüchte scheiden in Tests, welche das antioxidative Potenzial messen, regelmäßig am besten ab. Orangen haben einen ORAC-Wert von 750, Wassermelonen von 104, Erdbeeren von 530, Avocados von 782, und Blaubeeren sind die heimischen »Stars« mit 2234. Granatäpfel haben einen ORAC-Wert von 3307, Acai-Beeren von 5500. Und jetzt kommt Baobab! Das Baobab-Fruchtpulver mit einem Wert von 24 300 sticht hier positiv heraus. Einige Firmen wie Atocora geben sogar einen Wert von 65 000 an, die Brunswick Laboratories von 140 000.

Warum hat die Baobab-Frucht – übrigens auch ihre Blätter – ein so hohes antioxidatives Potenzial? Der hohe Vitamin-C-Gehalt spielt eine Rolle, die Bioflavonoide oder Pflanzenbegleitstoffe, die Polyphenole, das Vitamin E, das OPC, die Alpha-Linolensäure und das Provitamin A sowie die B-Vitamine und Mineralien wie Zink und Magnesium. Die Wirkung dieser Antioxidantien verstärkt sich gegenseitig. Das Vitamin E sowie die Flavonoide in Baobab sind sogar in der Lage, Antioxidantien zu recyceln, so Professor Dr. Stefano Manfredini von der Universität von Ferrara, Italien, in einem Überblick über die Vorzüge von Baobab vom September 2002. Die Baobab-Fruchtpulpe übertrifft die getrockneten Blätter etwas an antioxidativem Potenzial und die wiederum die Samen. Sogar die gemahlene Fruchtschale weist einen extrem hohen antioxidativen Wert auf, und die roten Fasern, die das helle Fruchtfleisch durchziehen, haben sogar einen ORAC-Wert von 75 000.

Freie Radikale verursachen auch akute und chronische Entzündungen im Körper. Die Forscher Ramadan, Harraz und El-Mougy konnten 1994 in einem Versuch mit

TIPP

Wer eine ganze Frucht zu Hause hat: Diese Fasern nicht wegwerfen, sondern in einem leckeren Smoothie mitverwerten.

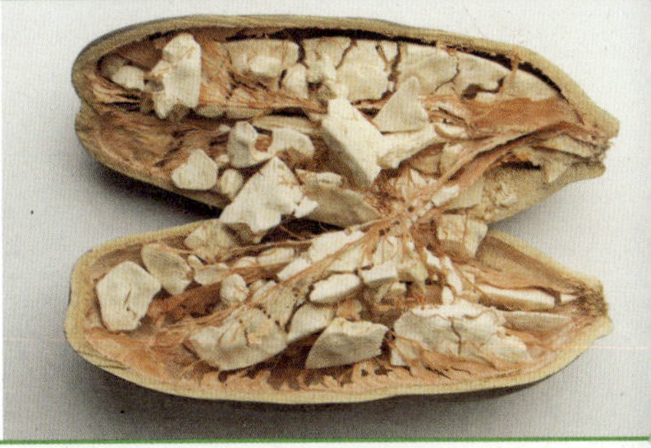

Ratten und Mäusen nachweisen,[28] dass 500 Milligramm pro Kilo Körpergewicht Baobab-Fruchtpulver genauso wirksam Entzündungen eindämmt wie 15 Milligramm pro Körpergewicht Phenylbutazon oder 50 Milligramm pro Kilo Körpergewicht Acetylsalicylsäure ASS, und zwar ohne Nebenwirkungen. ASS greift die Magenschleimhaut an und kann zu Gastritis führen. Phenylbutazon ist noch drei Wochen nach Einnahme im Körper nachweisbar und hat so schwere Nebenwirkungen, von Knochenmarkschäden bis zur Störung der Blutbildung, dass es nur wenige Tage eingenommen werden darf.
Antioxidantien können Herzkrankheiten verhindern, indem sie die Arterien durchlässig halten und das »böse« Cholesterin LDL abbauen. Sie verhüten auch Krebs. Krebs entsteht oft durch eine Schädigung der Erbinformation. Antioxidantien wie in Baobab schützen die DNA, die dem Angriff freier Radikaler besonders ausgesetzt ist. Der Krebsforscher John Potter schreibt: »Gemüse und

Früchte enthalten einen Anti-Krebs-Cocktail, auf den wir genetisch angepasst sind. Wenn wir diesen Pfad verlassen, machen wir das auf eigene Gefahr.«[29]
Auch Augenprobleme im Alter wie Grauer Star und AMD, altersbedingte Makuladegeneration, entstehen durch freie Radikale. Als Antioxidantien für die Augen wirken Lutein, Zeaxanthin und Beta-Carotene im Fruchtpulver. Auch Ballaststoffe – Baobab besteht zu 50 Prozent daraus! – sind kraftvolle Antioxidantien und schützen zum Beispiel vor Darmkrebs.
Das Gehirn reagiert am sensibelsten auf den Angriff freier Radikaler, weil die Nervenzellen mit Lipiden ummantelt sind, die leicht oxidieren können, und dieses Organ am schlechtesten von allen vor dem Angriff freier Radikaler geschützt ist. Weil das Gehirn ständig aktiv ist und am meisten Nährstoffe und Sauerstoff verbraucht, produziert es mehr freie Radikale als andere Organe. Freie Radikale können Synapsen zerstören und sogar Neuronen selbst schädigen. Alzheimer, Parkinson und ALS (Amyotrophische Lateralsklerose) können entstehen. Fürs Gehirn sind besonders hohe Konzentrationen von C- und B-Vitaminen im Blut wichtig als Antioxidantien, die in Tropenfrüchten und besonders Baobab reichlich vorhanden sind.
Wer eine hohe Vitamin-C-Konzentration im Blut aufweist, scheidet in Gedächtnis- und Problemlösungstests um 25 Prozent besser ab als die Vergleichsgruppe. Besonders ältere Menschen leiden oft an einem Defizit

an Vitamin C, Thiamin und Riboflavon. Damit steigt das Risiko, deprimiert, nervös, ängstlich, verwirrt, erschöpft und emotional labil zu werden. Ein schlechtes Kurzzeitgedächtnis, langsame Reaktionszeiten und Wutanfälle können eine Folge dieser Vitalstoffdefizite sein. Vitamin C, Thiamin und Riboflavon sind reichlich in Baobab enthalten.

Vitamin C kann sogar das Gehirn verjüngen. Gehirnstärkend sind außerdem die Vitamine des B-Komplexes, Vitamin E und Coenzym Q10. Vitamin B_6 verbessert das Gedächtnis, Vitamin B_1 oder Thiamin beugt Apathie und Demenz vor, und Niacin ist die »universelle Gedächtnispille«, weil dieses B-Vitamin vor Alzheimer, Parkinson und Schizophrenie schützt, indem es die Zerstörung der Mitochondrien in den Zellen verhindert. Vitamin E ist das Superoxidans fürs Gehirn, weil es die Gehirnzellen vor Degeneration und dem Angriff freier Radikaler bewahrt. Vitamin C, ebenfalls reichlich in Baobab enthalten, recycelt Vitamin E und stimuliert es zu Höchstleistungen.

Im Tierversuch[30] konnte Obst mit hohem ORAC-Wert sogar Erinnerungsverluste und Lerndefizite bei alten Tieren kompensieren und den Alterungsprozess umkehren.

Ein echter Vitaminbooster

Heinrich Barth schrieb 1857 in »Reisen und Entdeckungen in Nord- und Zentralafrika«: »Der schwarze Mann kann ohne den Baobab kaum leben.« Die frischen Blätter waren damals Grundnahrungsmittel für Afrikaner, und auch die säuerliche Pulpe diente als Grundlage für vitalstoffreiche Getränke.

Vitamin A

Genau genommen enthält das Baobab-Fruchtfleisch kein Vitamin A, sondern das Provitamin A, aus dem der Körper dann nach Bedarf das eigentliche Vitamin herstellt. Eine Überdosierung ist damit ausgeschlossen. In 100 Gramm Fruchtpulver finden sich 200 Mikrogramm Provitamin A. Die Blätter enthalten sogar viermal so viel Vitamin A wie Mangos. Beta-Carotin wirkt als Antioxidans zum Beispiel bei UV-Bestrahlung oder bei Kontakt mit Umweltgiften. Beta-Carotin inaktiviert freie Radikale, das nennt man »quenschen«. Damit schützt es uns auch vor verschiedenen Krebsarten. Vitamin A ist wichtig für gesunde Augen, eine gesunde Haut und gut durchblutete Schleimhäute. Es kurbelt die Produktion von Antikörpern wie T- und B-Lymphozyten an und schützt uns damit vor Viren und Bakterien.

Die B-Vitamine

Vitamin B_1 oder Thiamin gilt auch als »Stimmungsvitamin«, weil es die Nerven stärkt. Außer in Baobab-Fruchtfleisch findet sich Thiamin in Sonnenblumenkernen oder Weizenkleie. Vitamin B_2 oder Riboflavin stärkt die Nierenfunktion und ist für die gesunde Bildung von roten Blutkörperchen verantwortlich. Vitamin B_3 oder Niacin stärkt die Energieproduktion der Zellen und eine gesunde Verdauung. Dieses B-Vitamin senkt den Cholesterinspiegel und damit das Herzinfarktrisiko. Vitamin B_5 oder Pantothensäure transportiert Fettsäuren und Zucker zu den Kraftwerken in den Zellen. Es ist das kraftvollste Nervenstärkungsmittel unter den B-Vitaminen. Vitamin B_6 oder Pyridoxin bekämpft Müdigkeit und Erschöpfung und schenkt Ausgeglichenheit und seelische Harmonie.

Vitamin B_7 oder Biotin ist wichtig für eine schöne Haut, glänzendes Haar und starke Fingernägel. Ein Mangel kann zu Schlafstörungen und Stimmungstiefs führen. Vitamin B_{12} ist nicht direkt in Baobab-Fruchtpulver zu finden. Aber weil seine Ballaststoffe die Darmflora gesunden lassen, kann der Darm oft wieder selbst Vitamin B_{12} herstellen.

Vitamin C

Linus Paulig nannte das Vitamin C den »Superstar der Vitamine«.[31] Baobab-Fruchtpulver enthält zehnmal so viel Vitamin C wie Orangen. Unsere Vorfahren und unsere nächsten Verwandten, die Menschenaffen, nahmen bzw. nehmen Vitamin C im Grammbereich auf.

Vitamin C stärkt die Muskeln, das Zahnfleisch, die Widerstandsfähigkeit gegenüber Infektionen, die Kapillaren auch im Herzen und wirkt als eines der kraftvollsten Antioxidantien. Vitamin C bekämpft das Ranzigwerden von Lipiden, dem Hauptbestandteil der Zellmembranen. So schützt dieses Vitamin im Gehirn die Nervenzellen und beugt Demenz und Alzheimer vor. Vitamin C sorgt für eine schöne und straffe Haut. Es wirkt antiviral, antibakteriell und krebsbekämpfend. Stress ist ein Vitamin-C-Räuber, aber auch die Pille, Umweltgifte und Zigarettenrauch. Vitamin C kann oxidiertes Vitamin E recyceln und vermindert dadurch den Bedarf dieses Vitamins, von dem viele Deutsche zu wenig aufnehmen. Baobab gehört mit bis zu 498 Milligramm pro 1 Gramm Vitamin C zu den besten Vitamin-C-Quellen, die wir kennen.

Eine Quelle an Mineralstoffen

Hippokrates, der große Arzt der Antike, wies seine Zeitgenossen auf die Bedeutung gesunder Ernährung für Prophylaxe und Therapie von Krankheiten hin: »Wer richtig isst, braucht keine Medizin. Wer falsch isst, dem nutzt keine Medizin.«[32]

Baobab in Pulverform

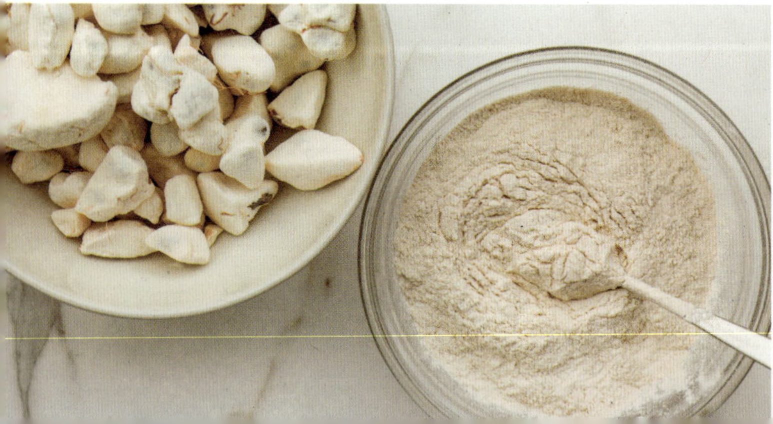

Baobab ist eine gute Quelle von Mineralstoffen. Dies ist wichtig zu wissen, weil der Mineralstoffgehalt in unseren Lebensmitteln in den letzten 50 Jahren dramatisch zurückgegangen ist. Die Gründe dafür sind saurer Regen, die Auslaugung der Böden, falsche Zuchtziele oder zu viel Kunstdünger. Mineralstoffe sind wichtig zum Aufbau von gesunden Zellen und für die Struktur von Knochen, Zähnen und Haaren. Vitamine können ihre Aufgaben erst mithilfe von Mineralstoffen und Spurenelementen erfüllen. Dasselbe gilt für Enzyme, die Bio-Katalysatoren, welche alle Lebensprozesse befeuern. Ständig müssen wir Mineralstoffe durch die Nahrung zu uns nehmen, weil wir sie durch Urin, Stuhl und Schweiß ausscheiden. Präparate sind nicht die Lösung. Anorganische Mineralien können zu Arteriosklerose führen, zu Arterieninnenwandverkalkung. Das ist der Hauptrisikofaktor für Herz-Kreislauf-Erkrankungen, der Todesursache Nummer eins in den Industrieländern.

Kalzium, das Knochenmineral

In den Knochen lagern wir etwa 1 Kilogramm Kalzium. Immer mehr Frauen, aber auch Männer leiden unter Osteoporose oder Knochenerweichung. In Baobab ist das Kalzium an Proteine gebunden und kann daher vom Körper besonders gut aufgenommen werden. Milchprodukte sind keine Lösung, weil zum Aufbau von Kristallstrukturen der Knochen das Magnesium fehlt. Gut für Veganer zu wissen: Wer kein Tierprotein verzehrt, senkt seinen Kalziumbedarf von 1000 Milligramm auf 600 Milligramm täglich.

Magnesium für Energie und Krebsprophylaxe

Der Körper benötigt Magnesium zum Aufbau eines Enzyms, das für stabile Knochenmineralkristalle zuständig ist. Magnesium ist wichtig in den Mitochondrien, den Kraftwerken unserer Zellen, um den Brennstoff ATP zu bilden. Außerdem ist dieses Mineral notwendig für die Entspannung des Herzmuskels, den Aufbau von mehr als 300 Enzymsystemen und die DNS-Synthese. Magnesium spielt als Antioxidans bei der Krebsprophylaxe und -therapie eine wichtige Rolle. Bei über Hundertjährigen fand man einen auffallend hohen Magnesiumspiegel vor.

Eisen, das Mineral des roten Planeten

Wer zu wenig Eisen hat, neigt zu Blutarmut und fühlt sich schlapp und antriebslos. 75 Prozent des Eisens werden im Körper für den Aufbau des roten Blutfarbstoffs Hämoglobin verwendet. Über die Speicherung und den Transport von Sauerstoff hat Eisen einen direkten Einfluss auf die Gehirnleistung. Eisenmangel ist verbreitet unter menstruierenden Frauen, Vegetariern, Veganern sowie Kindern im ersten und zweiten Lebensjahr. Ohne genug Eisen fühlen wir uns den Anforderungen des Alltags nicht gewappnet. Die Eisenaufnahme wird durch Vitamin C gefördert. Baobab ist die Vitamin-C-reichste Pflanze Afrikas.

Phosphor für ein gesundes Säure-Basen-Gleichgewicht

100 Gramm Baobab-Fruchtpulver enthalten 210 Milligramm Phosphor, mehr als ein Viertel der empfohlenen Tagesmenge von 800 Milligramm. Phosphor sorgt dafür, dass Glukose besser aufgenommen und verwertet wird und spielt daher eine Rolle als Diabetes-Prophylaxe. Phosphor ist wichtig für den Energiestoffwechsel der Zellen und für die Gesundheit von Knochen und Zähnen.

Zink, das Anti-Stress-Mineral

Zink ist an mehr als 200 Enzymsystemen beteiligt. Mit diesem Mineral werden gesunde Blutkörperchen und körpereigenes Protein hergestellt, und das Immunsystem bleibt fit. Als kraftvolles Antioxidans leitet Zink Schwermetalle aus. Die Weltgesundheitsorganisation hat Zink als »Haupt-Mangelelement« bezeichnet. Symptome eines Zinkmangels können Nervenschwäche sein, Stimmungsschwankungen, eine Störung der Sexualfunktionen, Heißhungerattacken und Schilddrüsenprobleme.

Kupfer für stabile Nerven

Kupfer brauchen wir nur in Spuren, daher wird es als Spurenelement bezeichnet. Trotzdem können wir unter Kupfermangel leiden. Kupfer ist Teil eines Enzyms, das für den Aufbau des roten Blutfarbstoffs sorgt. Kupfer schützt vor Arthritis und Herzerkrankungen. Es ist ein

Baustoff für Neurotransmitter und schützt vor Burn-out. Kupfer stärkt das Immunsystem, indem es die Bildung von natürlichen Killerzellen fördert, welche Krebszellen aus dem Verkehr ziehen.

Selen für den Krebsschutz und ein starkes Immunsystem

Deutschland ist laut Bertelsmann-Stiftung ein »Selen- und Magnesium-Mangelland«[33]. Selen ist Bestandteil der Glutathionperoxidase, einem Radikalenfänger. Daher wird dieser Mineralstoff in der begleitenden Krebstherapie eingesetzt. Selen stärkt die Entgiftungsorgane, hemmt Entzündungen, harmonisiert die Funktion der Schilddrüse, schützt vor Autoimmunerkrankungen und beugt Herzinfarkt und Schlaganfall vor.

Mangan, selten und wichtig

Baobab ist eine gute Quelle von Mangan. Dieser Mineralstoff fördert einen gesunden Gehirnstoffwechsel, baut Sexualhormone auf und aktiviert den Zucker- und Fettstoffwechsel. Das Enzym Mangan-Superoxid-Dismutase ist ein kraftvolles Antioxidans und schützt vor Diabetes, Entzündungen, Immunschwäche und Depressionen.

Ein Eiweißwunder

Protein aus tierischen Quellen bringt uns aus dem Säure-Basen-Gleichgewicht, weil es sauer verstoffwechselt wird und zu Azidose oder Übersäuerung führt.

Azidose ist der »saure Boden« für viele Zivilisationskrankheiten, von Arthrose bis Diabetes und sogar Krebs. Pflanzliche Aminosäuren liegen so vor, dass der Körper daraus mühelos körpereigenes Eiweiß aufbauen kann. Die Polypeptide in Pflanzen werden zu 90 Prozent vom Organismus aufgenommen.
Das Leben könnte man als »Tanz der Proteine« bezeichnen. Eiweiß bildet das Gerüst unseres Körpers und ist Bestandteil jeder Zelle und jedes Enzyms. Unsere Körperzellen bestehen im Trockengewicht zu rund 50 Prozent aus Eiweiß. Eiweißhüllen schützen die Enden von Chromosomen und damit unser Erbgut. Aminosäuren sind wichtig für die Bildung von Antikörpern, Hormonen und Botenstoffen im Gehirn. Bei Stress verbraucht der Körper große Mengen von Protein. Von allen Nährstoffen geben Proteine dem Menschen das größte Sättigungsgefühl und sind daher wichtig fürs Gewichtsmanagement. Im menschlichen Körper finden sich 20 Aminosäuren, davon acht essenzielle, die der Körper über die Nahrung aufnehmen muss. Es handelt sich um Isoleucin, Leucin, Lysin, Methionin, Phenylalanin, Threonin, Tryptophan und Valin. Fehlt nur eine der essenziellen Aminosäuren, kommt die körpereigene Eiweißsynthese zum Erliegen oder verlangsamt sich dramatisch. Der Organismus ist nicht mehr in der Lage, aus den restlichen Aminosäuren Zellbausteine für den Gewebeaufbau zu bilden. Daher spricht man bei Lebensmitteln, die sämtliche essenziellen Aminosäuren enthalten, von »biologisch hochwerti-

gem Eiweiß«. Es gibt nicht viele pflanzliche Eiweißquellen, die diese Bezeichnung verdienen. Baobab gehört dazu, wie auch Hanf.

Daher ist Baobab wichtig für Veganer, Rohköstler und Vegetarier. Viele pflanzliche Eiweiße sind nämlich »unvollständig«. Getreide enthält nur einen geringen Anteil der essenziellen Aminosäure Lysin, während Bohnen einen Mangel an Methionin aufweisen. Im Vergleich zu den meisten Pflanzen enthält Baobab einen hohen Anteil sowohl von Methionin als auch einen ausreichend hohen Anteil von Lysin.

Die Aminosäuren in Baobab-Fruchtfleisch sind vom Körper fast zu 100 Prozent assimilierbar, man spricht von Bioverfügbarkeit. Dr. Ruediger Dahlke schreibt in seinem Buch »Peace Food«:[34] »Pflanzlich-vollwertig im Sinne von ›Peace Food‹ ist also einmal mehr die Antwort. Und eine insgesamt niedrige Proteinzufuhr ist dabei viel günstiger als die heute eingerissene Eiweißmast.« Tiereiweiß führt über die Säurebelastung zu doppelt so hohen Entzündungswerten und einem erhöhten Niveau des Stresshormons Cortisol. Damit steigt das Risiko von koronaren Herzerkrankungen und von chronischen Krankheiten.

Tryptophan in Baobab ist die Vorstufe vom Stimmungsaufheller Serotonin. Histidin senkt das Allergierisiko und hilft bei der Entgiftung. Isoleucin sorgt für normale Blutzuckerwerte und ein hohes Energieniveau. Histidin ist wichtig für die Bildung von Enzymen und für eine hohe Ausdauerleistung. Leucin baut Muskeln und Knochen

auf und fördert Heilungsprozesse. Lysin ist wichtig zur Bildung von Antikörpern und lässt uns besser mit Stress umgehen. Methionin und Cystin sind schwefelhaltige Aminosäuren, die den Organismus entgiften, freie Radikale neutralisieren und uns vor UV- und Röntgenstrahlung schützen. Phenylalanin und Tyrosin stärken unser Nervensystem. Threonin ist wichtig für die Bildung von Kollagen und Elastin und sorgt darüber für eine schöne und gesunde Haut. Valin fördert den Aufbau von Muskeln, verbessert den Stoffwechsel der Neurotransmitter und macht uns dadurch belastbarer für Stress.
In Baobab-Fruchtpulver finden sich auch sämtliche nicht-essenziellen Aminosäuren, die der Körper im Prinzip selbst herstellen kann. Baobab enthält ein ausgewogenes Aminosäurenprofil, wie es der menschliche Körper braucht.

Körper und Geist profitieren von Baobab.

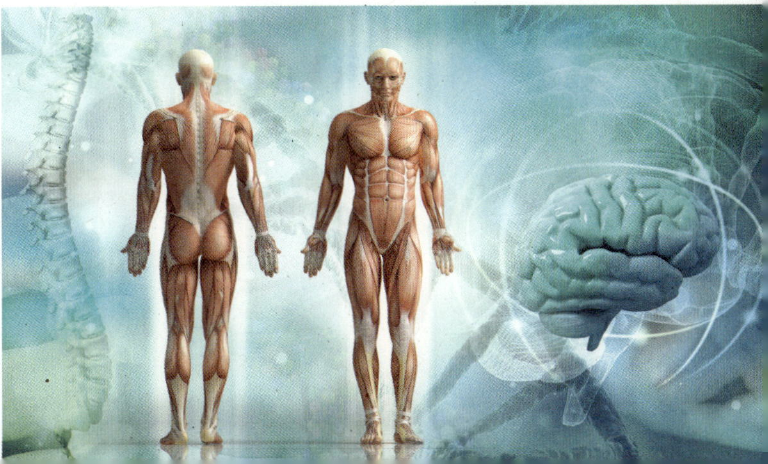

Hochwertiges Eiweiß ist besonders wichtig für Kranke, Kinder, Jugendliche, Veganer, körperlich und geistig schwer arbeitende Menschen, sportlich Aktive, Menschen mit Übergewicht, Personen in der Genesungsphase, Schwangere, stillende Mütter und Menschen mit chronischer Stressbelastung. Baobab-Fruchtpulver ist eine hochwertige und vollständige Eiweißquelle mit – im Gegensatz zu tierischen Produkten und Soja – äußerst geringem Allergiepotenzial. Getränke aus Baobab werden in Afrika Babys als Folgemilch nach dem Abstillen verabreicht oder auch als Muttermilchersatz, wenn eine Mutter nicht stillen kann.

Alles andere als überflüssiger »Ballast«

Baobab-Fruchtpulver ist eins der ballaststoffreichsten Lebensmittel überhaupt. Es besteht zu 44 bis 50 Prozent aus Faserstoffen mit dem idealen Verhältnis von 50 zu 50 löslich zu unlöslich. Unsere Vorfahren in der Steinzeit haben noch 60 bis 100 Gramm Ballaststoffe täglich zu sich genommen. Der durchschnittliche tägliche Verzehr ist bei uns auf klägliche 14 Gramm zusammengeschmolzen, so der Ernährungsbericht der Bundesregierung, herausgegeben von der DGE (Deutsche Gesellschaft für Ernährung)[35]. Ballaststoffe sorgen für eine zügige Verdauung, senken überhöhte Blutfettwerte, reduzieren das Dickdarmkrebsrisiko, senken den Cholesterinspiegel, beugen Arteriosklerose und Verstopfung vor, signalisieren rechtzeitig, dass wir satt sind, und verringern damit

die Kalorienaufnahme. Außerdem füttern sie die physiologische Darmflora, vor allem die Bifidus- und Acidophorus-Bakterien. Sie stabilisieren den Blutzuckerspiegel und beugen damit Diabetes Typ 2 vor.
Die löslichen Ballaststoffe in Baobab-Fruchtpulver wirken präbiotisch. Was heißt das? Sie fördern das Wachstum einer gesunden Darmflora. 80 Prozent des Immunsystems sind im Darm angesiedelt. Studien[36] ergaben, dass Baobab das Wachstum der »guten« Darmbakterien wie *Bifidobacterium longum* mindestens verdoppelt, Bakterienstämme von *Bifido batteri* sogar vervierfacht. Wer an einem gesunden Darm interessiert ist, kommt an der Fütterung der guten Darmbakterien mit löslichen Ballaststoffen nicht vorbei. Im Darm werden sogar Neurotransmitter hergestellt – wie Serotonin.
Lösliche Ballaststoffe wirken entzündungshemmend, da diese Faserstoffe wie ein Löschpapier Giftstoffe aufsaugen und diese zur Ausscheidung bringen. Indem chronischen Entzündungen vorgebeugt wird, sinkt auch das Krebsrisiko, weil die Zellen im entzündeten Gewebe leicht entarten können. »Ballaststoffreiche Lebensmittel wirken krebshemmend«, schreibt Lothar Burgerstein in seinem »Handbuch Nährstoffe« von 2012. Wer sich ballaststoffreich ernährt, senkt sein Dickdarmkrebsrisiko um rund 40 Prozent. Faserstoffe schützen vor Dickdarmkrebs, weil sie Gallensäure binden und damit die Menge von sekundärer Gallensäure, die krebsfördernd wirkt, reduzieren.

Die unlöslichen Ballaststoffe in Baobab wie Zellulose, Lignin und Hemizellulosen sorgen durch ihre hohe Quellfähigkeit für ein vermehrtes Sättigungsgefühl. Wir sind schneller satt und essen nicht mehr als nötig. Nicht wasserlösliche Ballaststoffe sorgen für einen gesunden pH-Wert im Dünn- und Dickdarm, sodass sich die gesunde Darmflora entwickeln und pathologische Keime in Schach halten kann. Unlösliche Ballaststoffe vergrößern die Insulinempfindlichkeit und beugen damit der Entwicklung von Diabetes Typ 2 vor. Unlösliche Ballaststoffe in Baobab vergrößern das Darmvolumen und verringern damit die Transitzeit durch den Darm um bis zu einem Drittel. 60 Prozent der über 60-jährigen Frauen leiden unter Verstopfung. Faserstoffe reduzieren das Risiko für chronische Darmentzündungen und Divertikelbildung. Divertikel sind Darmausstülpungen, die sich

Verschiedene Arten von Darmerkrankungen

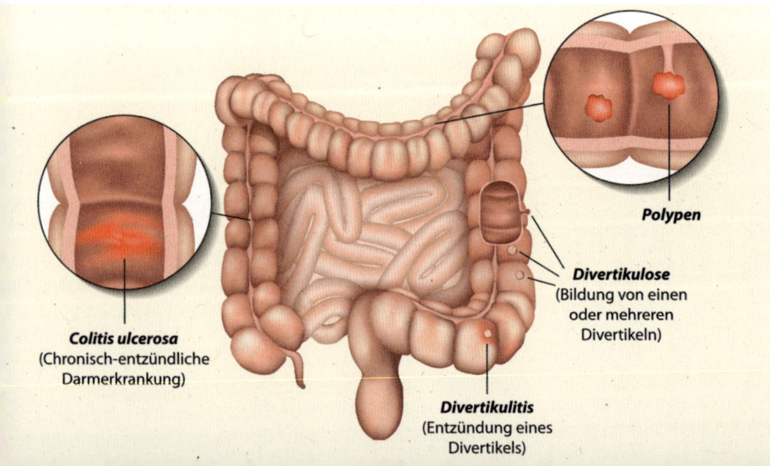

entzünden können und schlimmstenfalls zum Darmverschluss führen. Mehr als 60 Prozent der über 60-jährigen Männer leiden unter Divertikeln.
Indem Ballaststoffe einen zu hohen Cholesterinspiegel senken, reduzieren sie das Risiko für Herz-Kreislauf-Erkrankungen wie Herzinfarkt und Schlaganfall. Professor Leitzmann weist in seinem Standardwerk »Vollwerternährung« darauf hin, dass Ballaststoffe, die Speisen zugesetzt werden, eine wesentlich geringere Wirkung haben als Ballaststoffe in »ganzen« Lebensmitteln wie Baobab.[37]

Polyphenole – die idealen Radikalenfänger

Polyphenole und andere Pflanzenbegleitstoffe wie Bioflavonoide sind wahre Alleskönner in Sachen Gesundheit. Sie bewahren vor Allergien und sind ähnlich wichtig für unsere Gesundheit wie Vitamine. Sie schützen uns vor Krebs und vielen weiteren Krankheiten. Sie stärken die Blutgefäße, das Immunsystem, und sie unterstützen den Organismus im Kampf gegen Entzündungen. Schätzungen gehen davon aus, dass Pflanzen etwa 20 000 dieser phytochemischen Wirkstoffe entwickelt haben, um sich vor Fressfeinden oder UV-Licht zu schützen. Baobab enthält besonders viele dieser »Phytamine«. Diesen Schutz geben sie an uns weiter.
Polyphenole gehören zu den »klassischen« Antioxidantien, die uns vor den Angriffen aggressiver Sauerstoffmoleküle oder freien Radikalen schützen. Flavonoide, eine

Untergruppe der Polyphenole, umgeben Metallionen mit einer Art Isolierschicht, sie werden »chelatiert«. Auf diese Weise hemmen sie eine Reihe von Enzymen in Bakterien und Viren und wirken so entzündungshemmend, antiviral und antibakteriell.
Catechine sind ebenfalls eine Untergruppe von Polyphenolen, die sich in Baobab finden. Sie erhöhen die antioxidative Kapazität des Blutplasmas innerhalb von 30 bis 60 Minuten. Sie stecken auch in grünem Tee und Moringablättern. Vergleichende Studien[38] zeigen, dass diese Polyphenole Chemopräventiva gleichwertig sind. An Polyphenolen wurden in Baobab-Fruchtfleisch bisher entdeckt: mehrere Sorten von Epicatechinen, das sind Flavonoide mit starker antioxidativer Wirkung, Quercetin, Quercetin-3-β-D-Glukosid, Rhamnopyranoside, Beta-Sitosterol, Stigmasterol, Proanthocyanide, Terpenoide, Flavonoide, Ellagsäure, Kumarine und andere. Forscher wie Dr. Lamien-Meda vermuten, dass Phenole in Baobab den größten Anteil an seinem beeindruckenden antioxidativen Potenzial aufweisen.[39] Die Konzentration von Polyphenolen beträgt 4057,5 Milligramm GAE (Gallensäure-Äquivalent) von 100 Gramm Fruchtfleisch, davon Quercetin 42,7 Milligramm pro 100 Gramm GAE. Eine Dreimonatsstudie mit Frauen wies nach, dass Flavanole wie Epicatechin und Catechin die Hautstruktur und Hautfunktion verbessern. Die Haut ist feuchter, elastischer und durch die Polyphenole besser geschützt vor Schäden durch UV-Strahlung. Polyphenole wirken

antikanzerogen und schützen das Herz. Sie erhöhen signifikant die antioxidative Kapazität des Blutplasmas. Sie sind zehnmal länger wirksam als Vitamin C oder Beta-Carotin und verlängern die Einsatzdauer von Vitamin E und Beta-Carotin beträchtlich. Im Labor konnte das Catechin EGCG – Epigallocatechingallat –, das auch in Baobab vorkommt, in einer Kultur menschlicher Lungenkarzinomzellen die Apoptose, den Zelltod von Krebszellen, auslösen. Als Radikalenfänger wirkt EGCG 20-mal stärker als Vitamin C.

Epicatechin schützt das Herz, indem es die Zellen der innersten Wandschicht von Lymph- und Blutgefäßen stärkt. Dadurch kann zu hoher Blutdruck sinken und sich Gefäßerkrankungen verbessern. Ellagsäure, ebenfalls in Baobab enthalten, senkt das Krebsrisiko um bis zu zwei Drittel, wie Dr. Pratt und Matthews in ihrem Buch »Superfood« von 2005 dokumentieren. Polyphenole

Das Immunsystem kämpft gegen eine Virusinfektion.

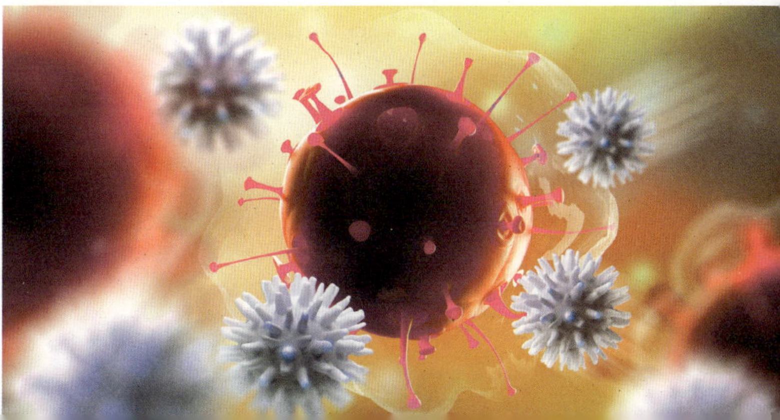

können die motorischen Fähigkeiten um 6 Prozent verbessern und damit Menschen mit MS (Multipler Sklerose) helfen.
Polyphenole in Baobab verhindern die Zusammenballung von Blutplättchen und wirken als Prophylaxe für Embolien. Sie verhindern die Oxidation von Fetten besonders im Gehirn und in den Arterien. Damit senken sie die Gefahr, an Demenz oder Alzheimer zu erkranken. Eine Studie des Vanderbilt University Medical Center, USA, wies nach, dass durch Polyphenole das Risiko für diese degenerativen Erkrankungen des Gehirns um durchschnittlich 76 Prozent gesenkt werden konnte.
In der Bundesrepublik leiden mittlerweile mehr als 1,5 Millionen Menschen unter Demenz. Als Tausendsassa wirken Polyphenole entzündungshemmend, immunstärkend, antioxidativ, antimikrobiell, antiviral und beugen Herzinfarkt und Schlaganfall vor.
Das Polyphenol Quercetin in Baobab fängt erfolgreich freie Radikale, Kumarine bekämpfen Krebszellen, und Ellagsäure neutralisiert potenziell krebserregende Zellgifte. Polyphenole wirken besonders intensiv in den Mitochondrien, den Kraftwerken in unseren Zellen, in denen bei der Energieerzeugung besonders viele freie Radikale entstehen. Daher sind die bioaktiven Stoffe in Baobab so wichtig für unsere Zellgesundheit, Lebenskraft und Lebensfreude. Unsere Zellgesundheit ist unser wahrer Wohlstand. Je jünger und fitter unsere Zellen, desto niedriger ist unser biologisches Alter.

Baobab bei Gesundheitsproblemen

Verschiedene Beschwerden verlangen unterschiedliche und ganz individuelle Herangehensweisen, und so hilft Baobab mit seinen wertvollen Inhaltsstoffen bei der Selbstfürsorge.

Der Darm blüht auf

Der Darm rückt – verdientermaßen – in den Blickpunkt der Öffentlichkeit. Das Buch »Darm mit Charme« (2014) wurde bisher über eine Million Mal verkauft. Die Autorin Julia Enders schreibt darin: »Der Darm ist ein fabelhaftes Wesen voller Sensibilität, Verantwortung und Leistungsbereitschaft. Wenn man ihn gut behandelt, bedankt er sich dafür.«

Schon von Hippokrates, dem großen Arzt der Antike, ist überliefert: »Was wir essen, bestimmt das Gemüt«.[40]

Erst seit 2007 arbeitet man mit einer Bakterienkarte an einem menschlichen Bakterienatlas. Mehr als 60 Prozent der Bakterienstämme im Darm sind noch nicht identifiziert, geschweige denn gründlich erforscht. In unserem Verdauungstrakt tummeln sich rund 100 Billionen (!) Bakterien, in 1 Gramm Stuhl sind mehr Mikroben zu finden als Menschen auf der Erde. Die Zahl der Darmbakterien übersteigt damit bei Weitem die Anzahl der Zellen in unserem Zellstaat. Wussten Sie, dass das »Wohlfühlhormon« Serotonin ausschließlich in den Zellwänden des Dickdarms hergestellt wird?

Ist der Darm krank, ist es auch der Mensch. Wenn dieses Organ verschlackt oder entzündet ist oder die Darmflora entgleist, werden Gifte nicht mehr zügig entsorgt und Körper und Gehirn leiden Mangel, selbst bei einer vitalstoffreichen Ernährung. Dr. Franz Xaver Mayr, der berühmte österreichische Arzt und Begründer der Mayr-Kuren, brachte es auf den Punkt: »Der Tod sitzt im Darm.«[41]

Gute Bakterien wie Acidopholus und Bifidus stellen Vitamin K und Vitamin B_{12} und Folsäure her, stärken das Immunsystem, verteidigen unseren Darm durch die Herstellung von bakteriellen Abwehrstoffen. Bei zu viel und chronischem Stress verändert sich die Darmflora, aber auch bei Antibiotikakuren. Pathogene Keime verdrängen die gesunden. Eine entgleiste Darmflora wiederum ist

Ein gesunder Darm ist lebenswichtig.

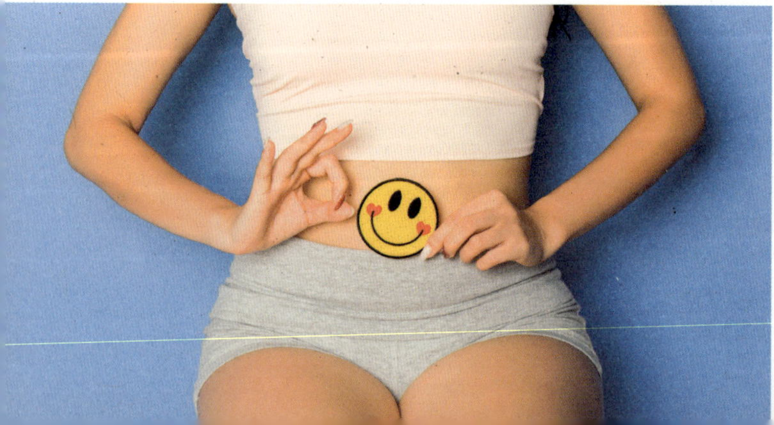

Stress für Körper und Gehirn. Mit einer gestörten Darmflora oder einer »Dysbiose« können wir antriebsschwach werden, depressiv, übergewichtig, anfällig für Allergien, Autoimmunerkrankungen und Durchfall. Probiotika sind nicht die Lösung. Es ist nämlich nicht gewährleistet, dass die »guten« Bakterien dauerhaft anwachsen. Das Milieu entscheidet darüber.

Wir sollten durch bakterienfreundliches Essen das Wachstum der »guten« Darmbakterien fördern, damit die »schlechten« pathologischen keine Chance haben. Baobab-Fruchtpulver ist dafür die erste Wahl. Dieses Power-Lebensmittel ist voller Verdauungsenzyme und Prebiotika, welche das Wachstum probiotischer Bakterien, das sind krankheitsvorbeugende Milchsäurebakterien, fördern. Die Ballaststoffe in Baobab stellen das ideale Futter dieser Bakterienflora dar. Die Hälfte des Gewichts des Fruchtfleisches besteht aus Ballaststoffen.

Ballaststoffe wie Pektin und Fructo-Oligosaccharide in Baobab dienen als Energiequelle für die Darmschleimhaut und erhöhen die Aufnahme von Spurenelementen wie Kalzium und Magnesium. Eins dieser gesunden Abbauprodukte ist Butyrat, eine kurzkettige Fettsäure: Sie fördert die Apoptose von Krebszellen, also den Selbstmord einer Tumorzelle. Unlösliche Ballaststoffe in Baobab binden Wasser, beschleunigen die Darmpassage, beugen Divertikeln und Hämorrhoiden vor. Divertikel sind Ausstülpungen der Darmwand, die sich entzünden und im schlimmsten Fall zum Darmverschluss führen können. Verstopfung ist ein Risikofaktor für Entzündungen im Darm. Bei chronischen Entzündungen können Zellen entarten, und eine Krebsgeschwulst kann sich bilden.

Die Universität von Ferrara in Italien veröffentlichte 2002 eine Studie,[42] wonach Baobab-Fruchtpulver das Wachstum physiologischer, »guter« Darmbakterien erhöhte. Das Wachstum der »guten« Darmbakterien wie *Bifidobacterium longum* verdoppelte sich bei der Aufnahme von Baobab, Bakterienstämme von nützlichen Bakterien *(Bifidum batteri)* vervierfachten sich sogar. Auf verschiedenste Darmerkrankungen hat Baobab eine positive Wirkung. Dr. Stefano Manfredini, Universität Ferrara, konnte berichten: Die Mehrheit seiner Patienten mit Verstopfung war nach vierzehn Tagen beschwerdefrei.[43] 64 Prozent der Reizdarm-Patienten hatten nach 14 Tagen keinerlei Symptome mehr. Patienten mit Blutungen aus dem Darm und Juckreiz erfuhren zu 83 Prozent eine Besserung ihrer Symptome oder waren sogar beschwerdefrei. Auch bei Durchfall waren die Ergebnisse signifikant. In einer Studie mit 160 Kindern in Afrika,[44] die damals acht Monate alt waren, konnte gezeigt werden, dass ein Getränk aus Baobab-Fruchtpulver genauso effektiv zur Prophylaxe und Therapie von akuter Dehydrierung durch Durchfall ist wie die bekannte Trinklösung der Weltgesundheitsorganisation. Außerdem wurde Baobab von den Kindern besser vertragen. Der günstige Einfluss von Affenbrotbaum-Fruchtpulver auf die verschiedenen Darmerkrankungen wird auf die Ballaststoffe, Antioxidantien, Tannine und Schleimstoffe zurückgeführt. Daher hilft Baobab sowohl bei Durchfall als auch bei Verstopfung. Es harmonisiert die Darmfunktionen.

Diabetes-Prophylaxe und -Therapie

Der Diabetes Typ 2, der erworbene Diabetes, hat sich in Deutschland zu einer Volkskrankheit entwickelt. Etwa acht Millionen Deutsche leiden an der Zuckerkrankheit, man geht von einer Dunkelziffer von zwei Millionen aus. Diabetes schädigt auf Dauer alle Organe, Herz, Nerven, Gewebe, Augen und Gehirn. Männer, die zuckerkrank sind, haben ein vierfach höheres Risiko, einen Herzinfarkt zu erleiden, Frauen sogar ein siebenfach erhöhtes. Jedes Jahr wird wegen Nekrose bei 46 000 Diabetikern ein Fuß amputiert.

Die Ursachen sind vielfältig. Bewegungsmangel sowie ein viel zu hoher Zuckerkonsum spielen wohl die Hauptrolle. Auch der Verzehr von Weißmehlprodukten überfordert auf die Dauer die Bauchspeicheldrüse. Der Zuckerkonsum hat sich in den letzten 50 Jahren weltweit verdreifacht. Die Bauchspeicheldrüse schüttet Insulin aus, um den Blutzuckerspiegel zu stabilisieren. Damit ist sie auf Dauer überfordert, und die Insulinempfindlichkeit der Zellen nimmt ab. Viele Menschen achten daher schon auf den glykämischen Index von Lebensmitteln. Wenn ein Nahrungsmittel einen niedrigen glykämischen Index hat, wird die »Zuckerschaukel« von Über- und

Unterzuckerung nicht in Gang gesetzt, die Bauchspeicheldrüse geschont.
Baobab ist ein Lebensmittel, das die Glukosetoleranz verbessert. Und dafür sorgt, dass wir wieder Lebensmittel essen können, um die wir früher aus gutem Grund einen Bogen gemacht haben. Studien der Oxford Brookes University in Großbritannien und der Monash University im gleichen Land zeigen, dass Baobab-Fruchtextrakt, Getränken, Backwaren, Milchprodukten oder Schokolade zugesetzt, diese Lebensmittel aufwertet. Der Blutzuckerspiegel steigt nicht wie erwartet an. In einer niedrigen Dosierung von 18,5 Gramm Baobab-Fruchtpulver auf 250 Milliliter Flüssigkeit reduzierte das Getränk die glykämische Reaktion auf den Verzehr von Weißbrot über einen Zeitraum von 180 Minuten. Dabei war die Wirkung nach 180 Minuten am effektivsten. Erhöht man die Konzentration auf 37 Gramm in der gleichen Getränkemenge, wird die Spitze der Regulierung des Blutzuckerspiegels schon nach nur 60 Minuten gemessen.
Die glykämische Reaktion kann durch Baobab wirksam reduziert werden, die Blutzuckerspiegel-Kurve bleibt niedrig. Verantwortlich für diese erstaunlichen und höchst willkommenen Wirkungen machen die Forscher die Ballaststoffe und Polyphenole sowie bestimmte Spurenelemente.
Ballaststoffe verlangsamen die Verdauung von Kohlenhydraten. Polyphenole wirken als Antioxidantien. Ist der Blutzuckerspiegel erhöht, werden mehr freie Radikale

gebildet, und der Bedarf an Antioxidantien steigt. Auch die Mineralstoffe in Baobab wie Chrom, Magnesium und Zink beugen Diabetes vor und helfen sogar, wenn sich die Krankheit schon manifestiert hat. Chrom verhundertfacht die Fähigkeit des Insulins, Glukose in Kohlendioxid umzuwandeln. Typ-2-Diabetiker, die chromreiche Lebensmittel zu sich nehmen, verbessern damit ihre Insulinsensibilität und leiden weniger unter Gewichtszunahme. Magnesium, ebenfalls in Baobab enthalten, spielt eine bedeutende Rolle in der Prophylaxe von Diabetes. 89 Prozent der insulinpflichtigen Diabetiker, so die Universität Hohenheim, leiden unter einem Magnesiummangel.[45] Wer einen zu niedrigen Magnesiumspiegel hat, hat ein doppelt so hohes Risiko, an Diabetes zu erkranken. Zink in Baobab verbessert die Insulinverwertung von Menschen mit Diabetes und gleicht einen zu hohen Blutzuckerspiegel aus. Eine zinkreiche Ernährung verbessert bei Diabetikern die Wundheilung.

TIPP

Das können Sie bei Diabetes tun:

- *Essen Sie mehr Gemüse und Obst.*
- *Bewegen Sie sich täglich für mindestens 20 Minuten.*
- *Vermeiden Sie leere Kohlenhydrate und Fruchtzucker.*
- *Reduzieren Sie den Konsum von Fleisch, Milchprodukten und Alkohol (lesen Sie dazu auch mein Buch »Das Basische Prinzip«).*

In einem wissenschaftlichen Versuch von S. A. Coe und M. Clegg, veröffentlicht in der »Nutrition Research« vom 22. November 2013, wurde Baobab-Fruchtpulver Auszugsmehl beigemengt, aus dem Weißbrot gebacken wurde. Normalerweise lässt Weißbrot aufgrund seines hohen glykämischen Index den Blutzuckerspiegel in die Höhe schnellen. Auch hier stellten die Forscher fest, dass das Affenbrotbaum-Pulver zu einer signifikanten, also bedeutenden Verringerung der Freisetzung von Zucker über die Verlangsamung der Stärkeaufnahme führte, bei nur 1,88 Prozent Zumischung von Baobab-Pulver. Die glykämische Antwort änderte sich signifikant. Die Forscher Y. Tanko et al. zeigten 2008,[46] dass sich die Blutzuckerwerte von diabetischen Mäusen durch ein Baobab-Extrakt bedeutend verbesserten, sie sanken deutlich und nachhaltig.

Baobab verbessert die Glukosetoleranz. Wer also seine Bauchspeicheldrüse schonen will, überpudert seine Pellkartoffeln in Zukunft mit Baobab-Pulver, reichert die Salatsoße mit Baobab-Fruchtpulver an oder genießt ein Baobab-Getränk zum Essen. Man wird nicht mehr müde aufgrund einer Unterzuckerung, sondern bleibt auch geistig fit und munter. Baobab verlangsamt die Kohlenhydratverdauung und hilft sowohl bei Diabetes Typ 1, dem angeborenen, als auch bei Diabetes Typ 2, dem erworbenen Diabetes. Und dient als Prophylaxe und Therapie bei Diabetes Typ 2, einer der schwerwiegendsten Zivilisationserkrankungen.

Prophylaxe und Therapie bei Herz-Kreislauf-Erkrankungen

In den Industrienationen sind Herz-Kreislauf-Erkrankungen die Todesursache Nummer eins. Die Ursachen sind meist hoher Blutdruck und erhöhte Blutfett- und Cholesterinwerte, und die Ursachen dafür liegen vor allem in falscher Ernährung, Mangel an Bewegung und Stress. Eine amerikanische Langzeit-Studie zeigt,[47] dass der Konsum von mehr Obst und Gemüse einen erhöhten Blutdruck wirksam senkt, besonders, wenn man Fette tierischen Ursprungs reduziert. Auch der Cholesterinspiegel ist bei einer Ernährung mit viel Pflanzenkost niedriger.

Es gibt zahlreiche Studien, auch die Iowa Women's Health Study sowie eine Studie mit 13 000 älteren Einwohnern von Massachusetts, die zeigen, dass eine Ernährung mit vielen Antioxidantien aus Obst, Nüssen und Gemüse die Oxidation von LDL-Cholesterin verhindern kann, die zu einer Zerstörung und Verengung der Arterieninnenwände führt. Wenn sich der Durchmesser der Arterien durch Arteriosklerose verringert, vermindert sich auch der Blutfluss zum Herzen und zum Gehirn. Enge Arterien sind auch der ideale Nährboden für die Bildung von Blutplättchen, die zu Embolien führen können.

Faserstoffe wie in Baobab binden im Darm Gallensäure. Der Cholesterinspiegel sinkt, weil neue Gallensäure aus Cholesterin gebildet wird. Baobab-Fruchtpulver besteht zu etwa 50 Prozent aus Ballaststoffen. Auch die Antioxidantien in Baobab wie Vitamin C, B-Vitamine sowie Polyphenole und Mineralstoffe wie Magnesium beugen Herz-Kreislauf-Erkrankungen vor. Baobab hat eine herausragende Stellung unter den Früchten inne, was die Kapazität betrifft, freie Radikale auszuschalten.

In Baobab findet sich Beta-Sitosterin, ein Sterin, was in der Lage ist, den Spiegel des ungesunden LDL-Cholesterins zu senken und gleichzeitig den Spiegel des gesunden HDL-Cholesterins zu heben. HDL-Cholesterin bindet überschüssiges Cholesterin und bringt es zur Ausscheidung. LDL zu senken und gleichzeitig HDL zu erhöhen schafft kein Medikament. Beta-Sitosterin verhindert die Aufnahme von Cholesterin aus Lebensmitteln und verbessert außerdem noch die Blutfettwerte.

In Baobab findet sich die Aminosäure Arginin, welche die Gefäße erweitert und damit einen zu hohen Blutdruck senkt. Das Vitamin B_6 in Baobab reduziert erhöhte Homocysteinwerte, die zu Arterienverkalkung führen. Die Flavonoide in Baobab verdünnen das Blut und verhindern damit Infarkte und Embolien. Die Mineralstoffe Magnesium, Kalium und Kalzium stärken die Funktion des Herzens, sorgen für regelmäßigen Herzschlag und beugen Herzrhythmusstörungen vor. Selen in Baobab senkt das Herzinfarkt- und Schlaganfall-Risiko. Wissenschaftliche Studien belegen, dass Baobab die Triglycerid- und Cholesterinwerte im Serum sowie einen erhöhten Blutdruck senkt.

Ballaststoffe in Baboab senken das Sterberisiko nach einem Herzinfarkt. Gute Ballaststoffquellen sind außerdem Chia, Hanf und Flohsamenschalen.

TIPP

Wenn Sie etwas für Ihre Herzgesundheit tun und Herzinfarkt und Schlaganfall vorbeugen wollen, empfehle ich Ihnen eine pflanzenbetonte Vollwerternährung, und außerdem Baobab, Chia, Meditation oder das authentische Reiki für Stressabbau und Tiefenentspannung sowie Bewegung möglichst auf täglicher Basis. Die Weltgesundheitsorganisation empfiehlt als Minimum dreimal die Woche je zwanzig Minuten Ausdauersport. Das Optimum ist nach den »Ausdauer-Päpsten« Strunz und van Aacken[48] eine Stunde Bewegung täglich, die das Herz schneller schlagen lässt. Das Herz ist ein Muskel, und ein Muskel will betätigt werden. Bei Bluthochdruck oder Übergewicht sollten Sie mit moderaten Ausdauersportarten wie Nordic Walking, Power Walking, Rudern, Skilanglauf oder Schwimmen beginnen.

Erfolgreich gegen Burn-out

»Burn-out« ist in aller Munde. Es gibt schon mehr als 500 deutschsprachige Bücher zum Thema. Das Buch »Burnout Kids«[49] hat mich betroffen gemacht, das belegt, dass schon Kinder und Jugendliche unter Ausgebranntsein leiden können. Burn-out wird auch »Erschöpfungsdepression« genannt.

Muss jetzt halb Deutschland auf die Couch, sind viele von uns ein Fall für den Psychiater? Dass psychische Probleme auf die körperliche Ebene durchschlagen können, ist bekannt, man spricht von psychosomatischen Beschwerden. Dass es zu psychischen Problemen wie Depression, Stimmungsschwankungen oder Angststörungen kommen kann, wenn unsere Hochleistungsmaschine Gehirn mit Vitalstoffen unterversorgt ist, ist viel zu wenig bekannt. Bei einem Menschen mit depressiven Verstimmungen wird höchstens die Funktion der Schilddrüse untersucht. Eine Blutanalyse, welche misst, ob und wie viele Vitalstoffe eventuell fehlen, ist noch nicht verbreitet. Zinkmangel kann beispielsweise eine Angststörung begünstigen.

Das Gehirn braucht 20 Prozent der Nährstoffe, die wir über die Nahrung aufnehmen. Es ist besonders aktiv, und dabei werden besonders viele freie Radikale produziert. Das Fatale: Der antioxidative Schutzschild ist im Gehirn am schlechtesten ausgeprägt. Daher brauchen wir Superlebensmittel wie Baobab. Bei chronischem Stress – wer leidet heute nicht darunter? – ist der Vitalstoffbedarf erhöht. Baobab enthält Vitamin B_3 zur Dämpfung von Ängsten. Vitamin B_6 erhöht den Serotoninspiegel im Gehirn. Kalzium und Magnesium bringen Entspannung, und Tryptophan erhöht den Serotoninspiegel im Gehirn und wirkt beruhigend. Außerdem sorgt Tryptophan für einen gesunden Schlaf. Aminosäuren in Baobab wie Thyroxin und Phenylalanin bauen

Botenstoffe wie Dopamin, Adrenalin und Noradrenalin auf. Die Aminosäure Lysin schützt vor Ängsten und Stress. Methionin wird vom Körper in Cholin umgewandelt, das als Acetylcholin die Übertragung von Nervenimpulsen ermöglicht und das Gehirn schützt.
Vitamin C wirkt am Aufbau verschiedener Hormone im Zwischenhirn mit, was das vegetative Nervensystem steuert. Vitamin C – Baobab ist eine der besten Vitamin-C-Quellen überhaupt – ist an der Synthese von Noradrenalin und Serotonin beteiligt. Unter Stress wächst der Bedarf an Vitamin C. Ein Mangel führt zu Stimmungsschwankungen, Antriebslosigkeit, depressiven Verstimmungen und Schwäche.
Kalzium in Baobab entspannt die Nervenzellen. Magnesium und Kalium entspannen Herz und Muskeln. Mangan wird zur Herstellung von Dopamin gebraucht, das für Glücksgefühle und Wohlbefinden zuständig ist. Ein

Der Alltag verlangt uns viel ab.

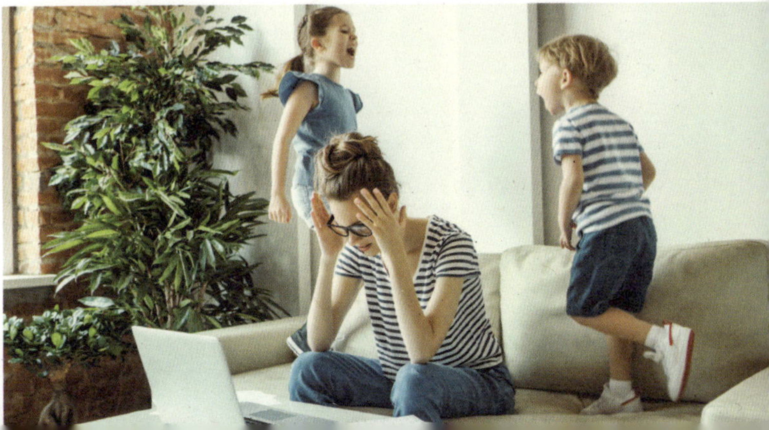

Mangel kann daher zu Depressionen und Ängsten führen. Magnesium, auch in Baobab enthalten, ist für das Gehirn das stärkste und wirksamste Anti-Stress-Mineral. Es sorgt für mehr Energie in den Zellen und damit für mehr Belastbarkeit der Nervenzellen. Magnesium verhindert, dass Glutamat, ein erregender Botenstoff, im Übermaß freigesetzt wird. Bei einem Magnesiummangel sind Gedächtnisstörungen, Impulsivität, Unruhe, Nervosität und Schlafstörungen die Folge. Magnesium ist auch an der Aktivierung der B-Vitamine, auch Nerven-Vitamine genannt, beteiligt.

Kupfer in Baobab schützt die Isolationshülle der Nerven, die Myelinscheide. Zink hat eine Schlüsselrolle inne beim Aufbau von Serotonin und weiteren wichtigen Botenstoffen. Bor verbessert das Gedächtnis und verlängert die Aufmerksamkeitsspanne. Eisen und Zink sind wichtig für das Erinnerungsvermögen und eine gute Konzentration. Polyphenole wie Quercetin fördern die Neubildung von Mitochondrien. Daher wird Quercetin sogar therapeutisch in der Burn-out-Therapie eingesetzt. Flavonoide, eine weitere Gruppe sekundärer Pflanzeninhaltsstoffe in Baobab, verstärken die antioxidative Wirkung von Vitamin C und Vitamin E.

Durch chronische Arbeitsüberlastung und Dauerstress werden vermehrt freie Radikale gebildet. Baobab ist ein Füllhorn an Antioxidantien. Körper und Gehirn werden durch Radikalenfänger wie Vitamin C, Selen, Vitamin E, Beta-Carotin, Zink, Mangan, schwefelhaltige Amino-

säuren, durch Polyphenole und Glutathion geschützt, die alle in Baobab-Fruchtpulver zu finden sind. Man könnte Burn-out als Folge einer Erschöpfung der Zellkraftwerke oder Mitochondrien betrachten, man spricht von »mitochondrialer Dysfunktion«. Baobab schützt die Zellen und damit Körper und Gehirn vor Erschöpfung und Energiemangel. Indem Baboab die gesunde Darmflora fördert, kann diese auch mehr Neurotransmitter wie Dopamin und Serotonin herstellen.
Auch Bewegung schützt vor Burn-out. Der Fitness-Papst Dr. Ulrich Strunz hat herausgefunden,[50] dass Menschen, die täglich für mindestens eine halbe Stunde Ausdauersport betreiben, dadurch die Zahl ihrer Zellkraftwerke versechsfachen. Außerdem wird durch regelmäßige Bewegung die Blutzirkulation verbessert und die Bildung neuer Nervenzellen auch im Gehirn, Neurogenese genannt, stimuliert.

Kosmetik und Hautpflege

Baobab als Schönheitsmittel hat Hollywood erobert. Ariane Sommer schreibt in ihrer »Hollywood-Kolumne«:[51] »Mach Platz, Acai! Weg da, Granatapfel! Der Star unter den ›Superfruits‹ in Hollywood derzeit ist eine eher unscheinbare Frucht namens Baobab.« Die Models Alessandra Ambrosio und Rosie Huntington-Whiteley schwören auf Baobab-Kapseln. Die Designerin Vivienne Westwood rührt sich morgens Rohkost-Baobab-Pulver in den Orangensaft.

Warum ist Baobab-Samenöl so wirksam als Hautpflege und Kosmetik und schon Teil ganzer Kosmetikserien? Pflanzenöle wie Baobab-Öl enthalten idealerweise genau die Substanzen, aus denen die Haut besteht: hautphysiologische Fettsäuren wie Palmitinsäure, gebundene zweifach ungesättigte Linolsäure und die einfach ungesättigte Ölsäure, daneben Vitamin E und andere fettlösliche Vitamine, Beta-Carotin, Phytosterole, welche die Barriereschicht der Haut rekonstruieren, sowie Phospholipide und andere Bioflavonoide oder Pflanzenbegleitstoffe, welche auch in der Haut selbst produziert werden und dort wichtige Funktionen übernehmen.
Baobab-Öl hat die ideale Fettsäureverteilung und eine extrem hohe chemische Stabilität – von Natur aus. Das liegt am Anteil der Palmitinsäure von etwa 30 Prozent, manchmal gehen die Werte auch bis 45 Prozent. Und an den Antioxidantien in Baobab-Öl. Baobab-Öl ist bis zu fünf Jahre haltbar. Die Hautbarriereschicht von Fettsäuren besteht zu 37 Prozent aus Palmitinsäure. Der Gehalt an dieser Fettsäure verringert sich im Alter. Daher ist Baobab-Öl gut für jede Altersstufe, aber ist besonders ideal für die trockene und reife Haut. Palmitinsäurereiche Öle bilden nur einen leichten Schutzfilm auf der Haut, ohne die Hautatmung und Wasserabgabe der Haut zu stören. Der Anteil der Ölsäure in Baobab-Öl liegt bei 36 Prozent, der von Linolsäure bei etwa 30 Prozent, und insgesamt ist dies ein ideales Verhältnis der Fettsäuren.

Fast 5 Prozent des Baobab-Öls bestehen aus Fettbegleitstoffen, Bioflavonoiden wie Beta-Sitosterol oder Campesterol. Beta-Sitosterol reduziert den Schaden, den die DNA in den Zellen erleidet. Die Linolsäure in Baobab-Öl wird in der Haut durch ein hauteigenes Enzym in eine Hydroxyfettsäure umgewandelt, die entzündungshemmend wirkt. Provitamin A, Vitamin D_3 und Vitamin E in Baobab-Öl sind in der Lage, die Zellmembrane in der Haut zu verjüngen und zu erneuern. Die Expertin Heike Käser (sie leitet Seminare zur Herstellung von Naturkosmetik): »Baobab-Öl eignet sich vor allem für trockene, feuchtigkeitsarme und barrieregestörte Haut. Es wirkt glättend, filmbildend und barriereschützend.«[52]
Die Antioxidantien in Baobab wie Vitamin C, Flavonoide, Beta-Carotin, Vitamin E und Alpha-Linolensäure schützen auch die Zellen der Haut vor Alterungsprozessen. Provitamin A erneuert die Hautzellen, Vitamin E und C

Baobab-Öl macht »jung und schön«.

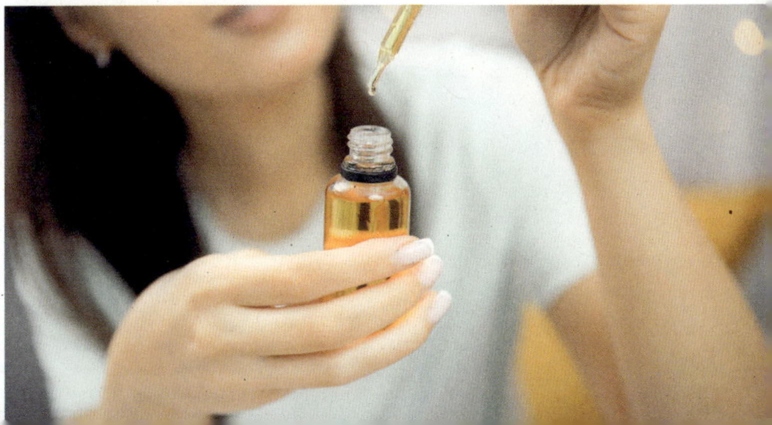

fördern die körpereigene Synthese von Kollagen, und machen die Haut von innen prall. Linol- und Linolensäure schützen das Gewebe und die Haut vor zu viel Wasserverlust. Kalzium, Phosphor, Zink sowie die Fruchtsäuren in Baobab regenerieren die Epidermis und sorgen für mehr Spannkraft in der Haut. Zink ist wichtig für die Herstellung von Sebum, dem Hauttalg, und geht damit Probleme mit Mischhaut und einer zu fetten Haut an. Talg hält die oberste Schicht der Haut, die Hornschicht, geschmeidig. Mangan in Baobab-Fruchtpulver wirkt verfrühter Hautalterung entgegen.

Die Firma »Baomix« in Frankreich (→ Seite 117) ist führend auf dem Gebiet von Baobab-Produkten und veröffentlicht auf ihrer Internet-Seite Auszüge wissenschaftlicher Studien auch zum Thema Baobab als Schönheitsmittel. Baobab macht die Haut weich, verbessert die Hautelastizität, stimuliert die Hauterneuerung, ohne die Poren zu verstopfen, sorgt für eine optimale Feuchtigkeitsversorgung für Haut und Haar und wird schnell absorbiert. Baobab-Öl hilft bei Sonnen- und Altersflecken, Schwangerschaftsstreifen, Ekzemen und Schuppenflechten, Dermatitis, Hautkrebs, schuppiger Haut und Kopfhaut sowie Brandwunden. Stefano Manfredini, italienischer Baobab-Forscher, schreibt: »Das aus dem Samen gewonnene Öl lindert den Schmerz von Patienten mit Brandwunden und erneuert innerhalb kurzer Zeit das Epithelgewebe, indem es der Haut Spannkraft und Elastizität zurückgibt.«[53]

Die Firma »Baobab Fruit Company« in Senegal exportiert Rohstoffe aus mehr als 1000 Tonnen Baobab-Früchten pro Jahr nach Italien, wo sie zu Nahrungsergänzungen und Kosmetika weiterverarbeitet werden. Für Kosmetika werden neben dem Samenöl auch Baobab-Fruchtpulver, grünes Blattpulver sowie die roten Faserstoffe in den Fruchthüllen exportiert. Ich habe für die Rezepte ab Seite 108 ff. auch Fruchtpulver und grünes Blattpulver verwendet. Grünes Blattpulver und ganze Früchte können Sie zum Beispiel über die Firma »Biomega« (→ Seite 117) bekommen.
Seit uralten Zeiten wurden Samenöle als Hautpflegemittel verwendet, bei den Sumerern, den alten Ägyptern, und auch in Afrika. Im 20. Jahrhundert kamen synthetische Ersatzöle in Mode. Weil diese Öle oft mehr Schaden als Nutzen anrichten und wir unsere Haut vor Umweltstress schützen müssen, erleben natürliche Samenöle wie Baobab-Öl heute eine Renaissance.

Baobab-Früchte auf dem Markt

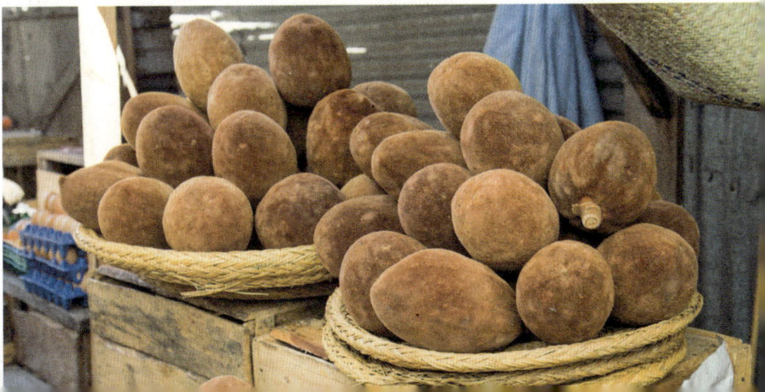

Naturkosmetik für Haut und Haar

Es macht Spaß, schont den Geldbeutel, und Sie wissen genau, was in Ihren Kosmetika enthalten ist. Wer keine Zeit zum Selbermachen hat, findet hochwertige Hautpflege-Produkte in Bio-Qualität auch bei einigen Anbietern (→ Seite 116 ff.).

Einfachste Creme-Variante

Diese Methode eignet sich für alle, denen das Selbermachen von Cremes zu zeitaufwendig oder umständlich ist. Sie nehmen einfach Ihre gewohnte Nachtcreme, die Sie im besten Fall aus dem Bioladen beziehen. Entnehmen Sie mit dem Spachtel die gewohnte Menge, und geben Sie sie in einen Eierbecher. Träufeln Sie ein paar Tropfen Baobab-Öl drüber, und rühren Sie mit dem Spachtel um. Dann verteilen Sie die Creme übers Gesicht und massieren sie ein. Falls etwas übrig bleibt, können Sie damit Ihre Füße oder Hände eincremen. Wer eher zu trockener Haut neigt, kann die gleiche Methode auch mit seiner Tagescreme anwenden. Eine Variante ist, die übliche Menge Ihrer Creme an Wangen, Stirn, Nase und Kinn zu tupfen, aber noch nicht einzumassieren. Dann nimmt man ein paar Tropfen Baobab-Öl und verreibt dieses Samenöl zusammen mit der Tages- oder Nachtcreme auf der Haut.

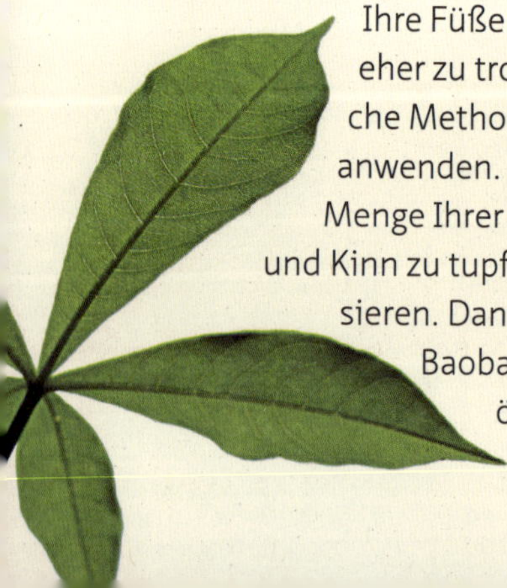

Baobab-Hautcreme mit Kokosöl

Man kann einfach morgens und abends ein paar Tropfen Öl auf der Haut verteilen, diese einmassieren und zehn Minuten später seine gewohnte Tages- oder Nachtpflege auftragen. Ich mische dafür gern Moringa- und Baobab-Öl, weil beide günstig auf trockene Haut und Altersflecken einwirken. Wer sich selbst eine Creme herstellen möchte, braucht zu gleichen Teilen Kokosöl und Baobab-Öl und ein geeignetes Döschen. Kokosöl im Topf erwärmen, bis es flüssig wird. Vom Herd nehmen und mit Baobab-Öl mischen und in eine Cremedose abfüllen. Diese Creme wird bei Zimmertemperatur fest. Entnimmt man sie aber der Dose und massiert sie ein, wird sie durch die Körpertemperatur geschmeidig und lässt sich gut verteilen und einmassieren.

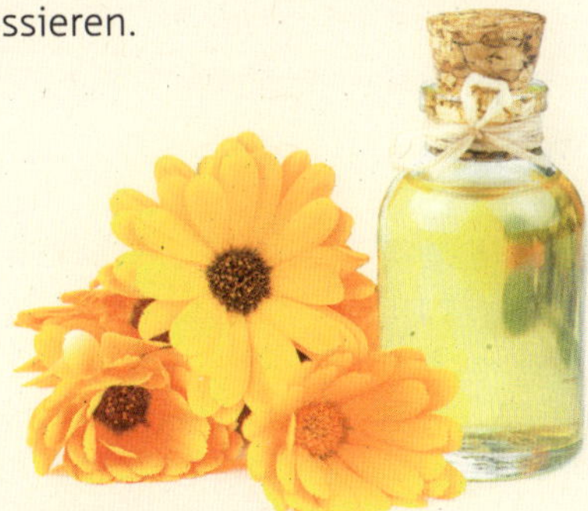

Heilsalbe mit Ringelblume

Hierfür nimmt man entweder fertige Ringelblumen-Salbe aus der Apotheke und rührt ein paar Tropfen Baobab-Öl ein. Oder man stellt die Ringelblumen-Salbe selbst her. Rezepte hierfür gibt es reichlich im Internet.

Heilsame Hautmasken

Es empfiehlt sich, ein- bis zweimal die Woche seine Gesichtshaut mit einer Baobab-Maske zu verwöhnen. Sie enthält wertvolle Fettsäuren, Provitamin A, Proteine und Antioxidantien.

Grüne Maske auf Ölbasis

Wer sehr trockene Hände hat oder unschöne Altersflecken auf dem Handrücken, kann diese Masken auch für die Hände anwenden. Zwei gehäufte Teelöffel grünes Blattpulver vermischt man tropfenweise mit Baobab-Öl, bis eine Paste entsteht. Die streicht man mit einem dickeren Pinsel aufs Gesicht auf und lässt sie etwa zwanzig Minuten einziehen. Mit viel warmem Wasser abwaschen. Achtung: Man sieht etwas gruselig aus, wenn man diese Maske im Gesicht hat. Wer kein Baobab-Öl hat, kann auch Moringa- oder Behenöl nehmen, was eine ähnliche Wirkung zeigt.

Grüne Hautmaske auf Wasserbasis

Diese Maske wirkt reinigend, klärend und nährend. Man vermischt das grüne Blattpulver mit so viel Wasser, dass eine Paste entsteht. Gleichmäßig aufs Gesicht verteilen und etwa 15 Minuten einwirken lassen. Nicht warten, bis die Maske eintrocknet, das gibt sonst Ränder, die man nur mit Rubbeln wieder abbekommt. Mit warmem Wasser abspülen und trocken tupfen. Die Haut ist weich und zart. Danach noch einige Tropfen Baobab-Samenöl aufs Gesicht verteilen und einmassieren.

Braune Hautmaske

Optisch angenehmer kommt diese Baobab-Maske fürs Gesicht auf der Basis von Baobab-Fruchtpulver herüber. Das Fruchtpulver steckt voller Antioxidantien, wertvoller Fruchtsäuren und Vitamine wie E. Man braucht für die Maske zwei gehäufte Teelöffel Fruchtpulver. Das vermischt man tropfenweise so lange mit Baobab-Öl, bis eine Paste entsteht. Diese trägt man aufs Gesicht auf und lässt sie etwa zwanzig Minuten einwirken. Mit warmem Wasser abspülen. Diese Maske ist besonders gut bei müder, unelastischer Haut und bei Hautunreinheiten.

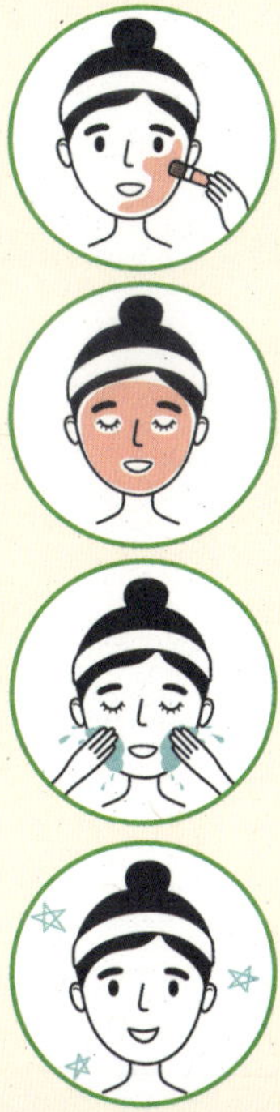

Helle Hautmaske 1

Hierfür lässt man zwei Esslöffel Kokosöl zum Verflüssigen in einem Topf warm werden. Topf vom Herd nehmen und einen Teelöffel Baobab-Öl unterrühren. Auf die Haut auftragen und etwa zwanzig Minuten einwirken lassen, dann mit warmem Wasser abspülen.

Helle Hautmaske 2

Man braucht dafür einen Esslöffel Baobab-Fruchtpulver, einen Esslöffel Honig oder Agavendicksaft und Wasser. Das Pulver und das gewünschte Süßungsmittel vermischen und für ein leichteres Auftragen ein wenig Wasser hinzugeben. Wenn die Maske getrocknet ist, vorsichtig mit warmem Wasser entfernen.

Haarpflege

Maske mit Kokosöl

Man erwärmt drei Esslöffel Kokosöl, bis es flüssig ist. Dann gibt man einen Esslöffel Baobab-Öl dazu und rührt um. Diese Mischung lässt man auf langen Haaren, die zu Spliss und Trockenheit neigen und manchmal keine Spannkraft haben, mindestens eine Stunde einziehen. Am besten ist eine solche Haarkur alle zwei Wochen, indem man abends dieses Öl in die Haare einmassiert und über Nacht einziehen lässt, mit einem Handtuch auf dem Kopfkissen. Eine solche Intensivkur macht die Haare stark und glänzend. Es gibt Untersuchungen, dass Kokosöl wegen seiner mittelkettigen Fettsäuren in den Haarschaft eindringen kann. Baobab-Öl mit seinen dominierenden C-18-Ketten dient vor allem der Rückfettung von außen. Mit dieser Kombination profitieren Sie von beiden Effekten.

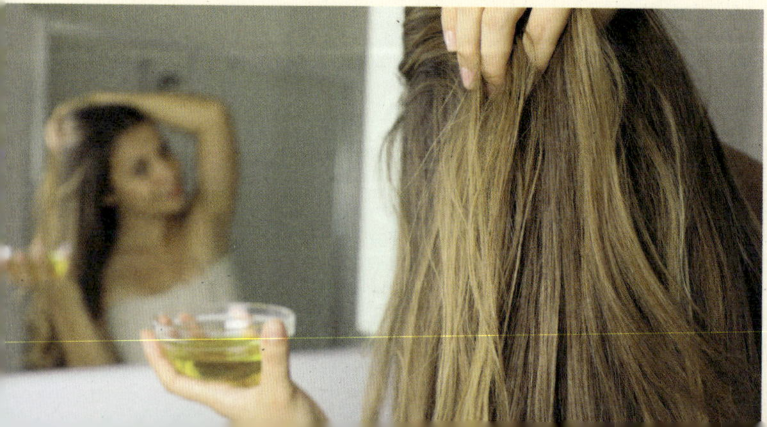

Maske mit Olivenöl

Man nimmt einen halben Teelöffel Olivenöl und einen halben Teelöffel Baobab-Öl, vermischt beides und verteilt es im ganzen Haar. Nach zwanzig bis dreißig Minuten mit einem sanften Shampoo auswaschen.

Spitzenkur mit Baobab

Man gibt über Nacht einige Tropfen Baobab-Samenöl in die Haarspitzen und massiert es ein. Nicht zu viel benutzen, da sonst die Haare am nächsten Morgen fettig aussehen können.

Lippenpflege

Lippenbalm ganz einfach

Hierfür benutzt man einfach seine Baobab-Hautcreme, verteilt sie auf den Lippen und massiert sie ein.

Lippenpflege mit Kokosöl

Nehmen Sie einen Esslöffel Kokosöl, einen Esslöffel Sheabutter, einen Esslöffel Bienenwachs, einen Teelöffel Baobab-Öl und kleine Behälter. Das Kokosöl und das Wachs im Wasserbad erhitzen, bis alles geschmolzen ist. Den Topf vom Herd nehmen und die Sheabutter unter Rühren hinzugeben. Zum Schluss noch das Baobab-Öl unterrühren, in die Döschen füllen und abkühlen lassen.

Schönheitsbad »Kleopatra«

Forscher sind sich uneins darüber, ob schon die alten Ägypter Baobab kannten und für medizinische Zwecke und Kosmetik nutzten. Für ein Bad gibt man einfach einen Esslöffel Baobab-Öl und einen Esslöffel Baobab-Fruchtpulver in die Badewanne und lässt dann das Badewasser einlaufen. Falls sich Klümpchen bilden, mit dem Schneebesen auflösen. Dieses Baobab-Bad macht die Haut zart und weich. Man kann auch nur Öl oder nur Fruchtpulver nehmen. Am besten hinterher nicht duschen, sondern nur mit dem Handtuch trocken tupfen, damit die Inhaltsstoffe noch länger wirken können.

Schnelle Hautkur

Hierfür nehme ich einige Tropfen Baobab-Öl und die gleiche Menge Granatapfel-Regenerationsöl von Weleda, verteile diese auf dem Gesicht und klopfe beides leicht ein. Nach einer halben Stunde ist das Ölgemisch eingezogen, und man kann seine gewohnte Tages- oder Nachtcreme auftragen.

Sanftes Gesichtspeeling

Man braucht hierfür zwei Esslöffel feine Haferflocken, einen Teelöffel Baobab-Öl und einen Teelöffel Olivenöl. Alle Zutaten gut vermengen und auf das Gesicht auftragen. Die Paste zwei bis drei Minuten lang in die Haut einmassieren und nach zwanzig Minuten Einwirkzeit mit lauwarmem Wasser abwaschen. Abgestorbene Hautzellen werden sanft entfernt, und das auf der Haut verbleibende Öl pflegt und beruhigt die empfindliche Gesichtshaut.

INFO

BAOBAB-ÖL FÜR DIE SCHÖNHEIT

- Es erneuert die Haut.
- Es verbessert die Hautelastizität.
- Es stimuliert die Hauterneuerung, ohne die Poren zu verstopfen.
- Es versorgt Haut, Lippen und Haar optimal mit Feuchtigkeit.
- Es lindert Sonnenbrand und Verbrennungen.
- Es reduziert Altersflecken.
- Es wirkt Dehnungsstreifen entgegen.

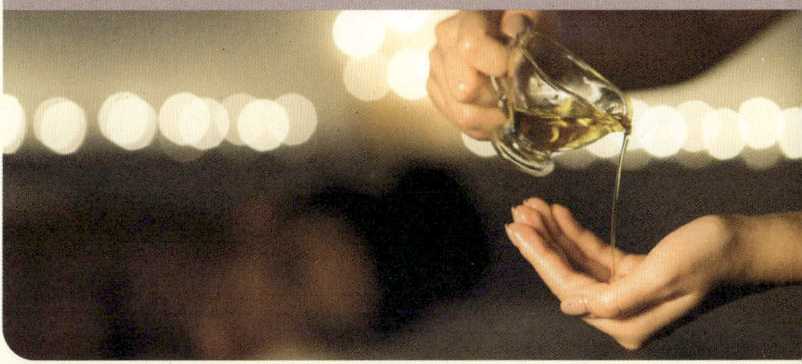

Baobab: Heilwirkungen von A–Z

Baobab hilft bei verschiedensten Beschwerden und Symptomen. Lesen Sie hier nach, was Sie für sich tun können und wo Baobab positive Wirkung erzielt. Fragen Sie bei ernsten Krankheiten stets Ihren Heilpraktiker, Arzt oder Apotheker um Rat.

Abnehmen

Baobab senkt die Glukoseaufnahme durch die Nahrung. Damit bleibt die Zuckerschaukel mit Über- und Unterzuckerung aus und auch die übermäßige Lust auf gewisse Nahrungsmittel. Die vielen Ballaststoffe verlangsamen die Aufnahme von Kohlenhydraten und sorgen für ein früher eintretendes und lang anhaltendes Sättigungsgefühl. Die Bitterstoffe wirken appetitregulierend. Durch Vitalstoffbomben wie Baobab bekommt der Körper endlich die Nährstoffe, die er braucht.

Aids (auch HIV)

Van Wyk et al. stellten 1997 fest,[54] dass Triterpenoid 7-baueren3-acetat und ein Derivat von Betulsäure in der Baobab-Rinde Anti-HIV-Aktivitäten besitzen. Die Flavonoide Kaempferol und Quercetin in der Behandlung von Patienten, die HIV-positiv sind, bekamen ein US-amerikanisches Patent. Gerald E. Wickens schreibt in seinem Standardwerk,[55] dass das Flavonoid Glycoside Quercetin-7-0-Beta-D-xylopyranosid in Baobab ein

Antioxidans darstellt mit antibiotischer Kapazität sowie einer Anti-Krebs-Wirkung – und dass diese Substanz auch bei HIV hilft.

Antibiotikum

Ein Ethanolauszug aus Baobab war in der Studie von Sanaa O. Yagoub, 2008, effektiver als das Antibiotikum »Amikirain« gegen *Escherichia coli* wirksam. Auch gegen viele andere Bakterien wie grampositive und gramnegative sowie *Bacillus subtilis* und *Mycobacterium lepra* hilft Baobab.

Aphrodisiakum

Seit alters her werden in vielen Ländern Afrikas Teile des Baobabs wie Blätter, Auszüge aus den Wurzeln sowie die Samen und das Fruchtfleisch als Aphrodisiakum für Mann und Frau verabreicht. Samuelsson et al.[56] beschreiben 1991 ein Rezept, bei dem eine ganze Frucht mit Wasser gekocht wird und der Sud, drei Tage getrunken, die Potenz verbessert. In anderen afrikanischen Ländern wird ein Auszug aus der Rinde oder aus den Wurzeln für den gleichen Zweck verwendet. Studien, welche diese Wirkungen belegen, fehlen bisher.

Asthma

Der antiasthmatische Effekt von Baobab-Blättern, so Manfredini 2002,[57] ist auf das Flavonoid Dehydroxyflavan zurückzuführen. Das Blattpulver, so Vincent et al.

1946,[58] konnte bei Meerschweinchen die Asthmaanfälle reduzieren, die durch Histamin hervorgerufen worden waren.

Bakterien

Le Grand konnte 1989 nachweisen,[59] dass Baobab-Rinde gegen bestimmte Bakterien wirksam ist wie *Bacillus subtilis* und *Mycobacterium leprae*. Hussain und Deeni wiesen 1991 nach,[60] dass Rindenpulver antibakteriell wirkt gegen das Bakterium *Streptococcus sp.* und *Pseudomonas aeruginoa,* den Erreger der gefürchteten Legionärskrankheit. Die Rinde und die Blätter von Baobab waren wirksam gegenüber den Bakterien *B. subtilis, E.coli, Mycobacterium phlei, S. aureus* und *Streptococcus faecalis*.

Blutbildung

Nnam veröffentlichte 2004 eine Studie,[61] an der 142 Schulkinder in Nigeria zwischen sechs und acht Jahren beteiligt waren. Sie waren entwurmt worden und hatten eine Hb-Konzentration – das ist der rote Blutfarbstoff – unter 11 Gramm pro Deziliter. Eine Gruppe bekam Getreide und Gemüse plus einen Drink mit 250 Milligramm Baobab-Fruchtpulver, die andere nur Getreide und Gemüse. In der Baobab-Gruppe stieg der Hb-Wert auf 13 Gramm pro Deziliter, in der Kontrollgruppe blieb er auf dem alten Wert von 11 Gramm pro Deziliter. Bei den Kindern, die den Baobab-Drink bekamen, fiel der

Anteil der Kinder mit einem Ferritin-Wert von unter 12 von 75 Prozent auf 30 Prozent, in der Vergleichsgruppe blieb er gleich.

(Erhöhter) Blutdruck

Lalo, ein Gericht aus Baobab-Blättern, wird traditionell in Senegal verwendet, um erhöhten Blutdruck zu senken. Auch ein Auszug aus den Samen soll eine blutdrucksenkende Wirkung haben. In Madagaskar werden Baobab-Blätter ähnlich wie in Senegal zur Senkung eines erhöhten Blutdrucks verwendet (→ »Prophylaxe und Therapie bei Herz-Kreislauf-Erkrankungen«, Seite 77 ff.).

Diabetes

Im Kapitel über Diabetes (→ Seite 73 ff.) habe ich ausführlich beschrieben, wie Baobab-Fruchtfleisch den Blutzucker stabilisiert und eine Diabetes-Prophylaxe darstellt. Y. Tanko et al. zeigten 2008,[62] dass sich die Blutzuckerwerte von diabetischen Mäusen durch die Gabe von einem Extrakt aus der Baobab-Rinde signifikant verbesserten.

Durchfall

Baobab wirkt sowohl bei Durchfall als auch bei Verstopfung ausgleichend. Warum? Klingt das nicht widersprüchlich? Nicht, wenn man weiß, dass Baobab ein Adaptogen ist, ein pflanzliches Mittel, was alle körperlichen Funktionen ins Gleichgewicht bringt und optimiert.

So war eine wässrige Lösung aus Baobab-Fruchtfleisch in einer Untersuchung mit 160 afrikanischen Kindern in Khartoum,[63] die unter Durchfall und dadurch verursachter Austrocknung litten, Durchschnittsalter acht Monate, der WHO-Lösung (orale Rehydratationslösung) überlegen. Eine Studie mit Kindern in Dakar brachte ähnliche Ergebnisse.[64] Verantwortlich dafür sind die in Baobab enthaltenen Tannine, welche die Sekretion von Verdauungssäften verlangsamen, und die antientzündliche Wirkung der Schleimstoffe im Fruchtpulver in der Schleimhaut des Verdauungstraktes. Hinzu kommt die antibakterielle Wirkung des Fruchtfleisches.

Eisenmangel

Eine Studie von N. Nnam ergab,[65] dass die Baobab-Fruchtpulpe den Eisenstatus von Kindern verbessert. In Nigeria verwendet man einen wässrigen Auszug für Sichelzellen-Anämie. In vielen Gegenden Afrikas wie in Senegal verwendet man ein Gemisch aus den getrockneten und gemahlenen Blättern, »Lalo«, bei Blutarmut.

Entzündungen

Ramadan et al. veröffentlichten 1994 eine Studie,[66] wonach zwischen 400 und 800 Milligramm (pro Kilogramm Körpergewicht) Baobab-Fruchtpulver eine signifikante antientzündliche Wirkung bei Ratten mit Ödemen hatte, und zwar vergleichbar mit 15 Milligramm pro Kilo Körpergewicht von Phenylbutazon in der Vergleichsgruppe. Als Ursache dieser Wirkung wurden die Sterole, Saponine und Triperpene identifiziert. Gray und Hayman veröffentlichten 1986 eine Studie, wonach Baobab-Samen O-acetylethanolamin enthalten und damit ebenfalls eine antientzündliche Wirkung aufweisen.

Fieber

Die fiebersenkende Wirkung von Baobab-Fruchtpulver und -blättern ist in Afrika und Indien seit alters her bekannt und wurde durch wissenschaftliche Studien bestätigt. Bei den Blättern wurden u. a. von Gerber [67] die in ihnen enthaltenen Tannine, das Kalziumoxalat und der hohe Chlorophyll-Gehalt für diese Wirkung verantwortlich gemacht, aber auch das Kaliumsäuretartrat und das Sodiumchlorid. Eine Studie von Ramadan et al. aus dem Jahr 1994[68] ergab, dass 800 Milligramm l-Fruchtpulver pro Kilo Körpergewicht bei Ratten eine fiebersenkende Wirkung hatten, und zwar genauso stark wie 50 Milligramm pro Körpergewicht Acetylsalicylsäure oder ASS. Auch in der indischen Ayurveda-Lehre wird Baobab-Fruchtfleisch, vermischt mit Wasser, als fiebersenkendes Mittel verabreicht. Die Aborigines in Australien verwenden bei Fieber Baobab-Blüten.

Fruchtbarkeit

In vielen afrikanischen Ländern gilt besonders das Baobab-Fruchtfleisch als Möglichkeit, die Fruchtbarkeit von Frauen zu verbessern. Frauen, die ungewollt kinderlos sind, sollen dort mindestens einen Monat täglich Pulpe zu sich nehmen. Studien dazu stehen noch aus.

Geschwüre

Im Tierversuch brachten Baobab-Blätter bei Mäusen mit Magengeschwüren die Geschwüre zum Verschwinden. Vermutet wird, dass vor allem die Flavonoide und Antioxidantien hierfür verantwortlich sind.[69]

Grippeviren

Grippeviren zeigten sich sowohl bei Auszügen aus Blättern, Fruchtpulpe und Samen sehr verletztlich, wie Vimalanathan und Hudson 2009[70] zeigen konnten. Am meisten antivirale Potenz hatte hierbei der Auszug aus Blättern.

Haut

Seit alters her wird Baobab-Fruchtpulver in Afrika als Heilmittel für Hautprobleme wie Dermatitis verwendet. Das Samenöl wird vielerorts für Ekzeme und Schuppenflechte genutzt und auch bei Akne eingesetzt. Karandikar et al. berichteten 1965,[71] dass allergische Dermatitis erfolgreich mit Baobab-Fruchtfleisch, gelöst in Wasser, behandelt werden konnte.

Herpes

Ananil et al. berichteten im Jahr 2000 in einer Studie,[72] dass die Baumrinde und die Blätter vom afrikanischen

Baobab sich wirksam gegen Herpes-simplex-Viren erwiesen, und ebenfalls gegenüber Sindbis- und Polio-Viren. Hudson et al. konnten im gleichen Jahr dieses Ergebnis bestätigen.[73] Die intrazellulare antivirale Eigenschaft gegen Herpes-simplex-Viren weist darauf hin, dass der Baobab-Baum mehrere antivirale Substanzen enthält.

Immunsystem

Viele der Stoffe in Baobab wie Vitamin C und bestimmte B-Vitamine stärken das Immunsystem. Im Tierversuch mit Hühnern, die mit Cholera-Viren infiziert waren, wurde der immunstärkende Effekt von Baobab-Fruchtfleisch dokumentiert. Baobab-Fruchtpulver stellt einen wahren Antioxidantien-Cocktail dar.

Krebs

Baobab steckt voller Antioxidantien, welche freie Radikale in Schach halten, die verantwortlich auch für die Entstehung von Krebserkrankungen gemacht werden. Die Forscher Dan und Dan berichteten 1986[74] von den pharmazeutisch aktiven Triterpenoiden Friedelane und Lupan in den Blättern und der Baumrinde von *Adansonia digitata*, von denen Chatterjee et al. 2000 postulierten,[75] sie hätten die Eigenschaft, der Entstehung von Melanomen entgegenzuwirken. Ein bestimmtes Flavonoid, siehe unter dem Stichwort »AIDS«, Seite 96, hat eine Anti-Krebs-Wirkung.

Leberschutz

Al-Qarawi, Al-Damegh und El-Mougy von der King Saud University in Saudiarabien führten 2003 männlichen Ratten den leberschädigenden Stoff Karbontetrachlorid zu.[76] Die Ratten, die vorher einen Wasserauszug des Baobab-Fruchtfleisches bekamen, wiesen normale Leberfunktionen auf. Die Ergebnisse waren signifikant. Bei den Ratten, die einen Baobab-Fruchtextrakt bekamen, blieb der Proteinstoffwechsel normal, ein Zeichen, dass die Leber funktionierte. Die Forscher nehmen an, dass für diesen Leberschutzeffekt Beta-Sitosterin, Beta-Amyrin Palmitat und Alpha-Myrin in Baobab-Fruchtfleisch verantwortlich sein können.

Menopause

Der hohe Gehalt an Vitamin C stärkt das Immunsystem, Kalzium ist wichtig für starke Knochen. Das Kalzium in Baobab wird wegen des hohen Magnesiumgehalts des Fruchtfleisches besonders gut aufgenommen und schützt vor Osteoporose. Die Flavonoide in Baobab wirken Hormonschwankungen und damit Hitzewellen entgegen. Das Vitamin E sorgt dafür, dass Haut und Schleimhäute gut durchblutet bleiben und die Scheide nicht trocken wird.

Pilze

Der Forscher A. le Grand fand schon 1984 heraus,[77] dass ein Methanolextrakt der Baobab-Blüten gegen bestimmte Pilze wirkte und zwar gegen *Epidermophyton floccosum* und *M. canis* sowie *Trochophyton rubrum*, was Locher et al. 1995 bestätigte.[78] Auch gegenüber dem Pilz *Aspergillus niger*, so konnte 1991 durch das Forscherteam Hussain und Deeni gezeigt werden,[79] war ein Methanol-Auszug aus der Baobab-Rinde wirksam, und auch *Candida albicans* wurde zurückgedrängt.

Schmerzen

In der indischen Ayurveda-Medizin wird Baobab als Schmerzmittel verwendet, und zwar diese Teile: Fruchtfleisch, Samen, Blätter und Baumrinde. Um die Geburtsschmerzen zu verringern, baden in Indien Frauen in Wasser, in dem Baobab-Rinde ausgekocht wurde.
Die Forscher Khan et al. fanden 2006 heraus,[80] dass Baobab-Samenöl genauso stark schmerzstillend wirkt wie Aspirin.

Stress

In Afrika werden die getrockneten Blätter und die Fruchtpulpe als Anti-Stressmittel betrachtet, die vor Müdigkeit und Erschöpfung bewahren. Wie ich im Kapitel über Burn-out-Prophylaxe (→ Seite 79 ff.) zeigen konnte, sind dafür viele Inhaltsstoffe wie Vitamin C, die B-Vitamine, Mineralien wie Zink und sekundäre Pflanzenstoffe mit antioxidativer Wirkung verantwortlich. Die Antioxidantien in Baboab schützen besonders unser Gehirn vor Überforderung.

INFO

TIERKRANKHEITEN

Wickens/Lowe berichten in ihrem Buch »The Baobabs«,[81] dass in vielen Teilen Afrikas Tiere mit Teilen vom Baobab-Baum wie Blättern, Rinde und Fruchtfleisch mit Erfolg therapiert werden. Kühe, Kamele, Ziegen, Schafe, Hühner, Pferde: Alle profitieren sie bei Gesundheitsproblemen wie Verdauungsbeschwerden, Infektionen, Immunschwäche, Insektenstichen, Unfruchtbarkeit, mangelhaftem Appetit und Geschwüren.Es gibt eine Datenbank vom »Laboratoire de Botanique Médicale« der »Université de Louvain-la Neuve«, erwähnt von Baerts-Lehmann 2002,[82] über die traditionelle und moderne Anwendung von Baobab bei Nutz- und Haustieren. In Italien gibt es bereits Nahrungsergänzungen für Haustiere auf Baobab-Basis.

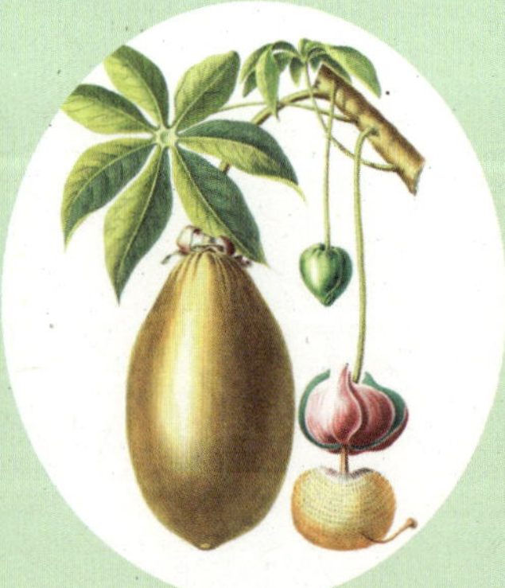

Verdauungsbeschwerden

Baobab-Fruchtpulver bewirkt durch seine Fruchtsäuren und Ballaststoffe eine zügige Darmpassage. Besonders die unlöslichen Ballaststoffe sorgen für eine gesunde Darmflora. Traditionell wird in Mali und anderen afrikanischen Ländern Verstopfung mit der Baobab-Pulpe therapiert. Stefano Manfredini betrachtet die Pulpe als mild abführend.[83] In anderen afrikanischen Ländern wie im Sudan wird Patienten mit Durchfall mehrmals täglich Baobab-Fruchtfleisch verabreicht. In Studien an der Universität von Ferrara, Italien,[84] zeigte sich, dass Baobab sogar die Symptome vom Reizdarm-Syndrom signifikant verbessern konnte. Viele Stoffe in Baobab wirken antientzündlich und daher prophylaktisch und lindernd bei Darmentzündungen wie Colitis ulcerosa oder Morbus Crohn.

Viren

Verschiedene Teile des Baobab-Baumes wirken antiviral, wie Ananil et al. im Jahr 2000 herausfand.[85] Untersucht wurde ein Auszug aus der Rinde und den Blättern. Baobab war effektiv bei Herpes-simplex-Viren, Sindbis-Viren und dem Polio-Virus. Wahrscheinlich sind hierfür mehrere Bestandteile verantwortlich, die Virusanteile zerstörten und auch im interzellulären Gewebe antiviral wirken. Die Forscher fanden heraus, dass die Rinde und Blätter des Baobab-Baums sowohl direkt die Viruspartikel inaktivierten als auch eine intrazelluläre Aktivität gegen die genannten Viren entfalteten.

Baobab in der Küche

Baobab-Fruchtpulver passt zu allem, zu Salzig-Pikantem wie auch zu Süßem. Und es gibt jedem Gericht eine erfrischende, exotische, ja, Gourmet-Note. Probieren Sie es aus! Sie werden positiv überrascht sein. Streuen Sie einfach einen Teelöffel übers Müsli und rühren dann um – oder über den fertigen Eintopf oder in die Salatsoße. Baobab-Fruchtpulver verstärkt den Eigengeschmack aller Speisen.

Natürlich gibt es auch Baobab-Presslinge und Baobab-Kapseln. Die habe ich aber nur für unterwegs. Denn: Baobab-Fruchtpulver schmeckt viel zu lecker, um es an seinen Geschmacksknospen »vorbeizuschleusen«.

Baobab ist seit 2008 als Lebensmittel in der EU anerkannt. Es gibt mittlerweile in Europa mehr als 300 Produkte, vom Fruchtpulver bis zu Softdrinks, von Brotaufstrichen bis zu Müsliriegeln, Süßigkeiten und Schokolade. In Großbritannien findet man zahlreiche Baobab-Produkte im Supermarkt, hier meist in Bioläden und im Internet. Baobab ist hier bei uns eher noch ein Geheimtipp, was sich vielleicht und hoffentlich durch dieses Buch ändern kann.

Mit Baobab-Fruchtpulver holt man sich die Sonne Afrikas auf den Teller. Ein wärmendes, lichtvolles Gefühl erfüllt Herz und Gemüt. Baobab-Fruchtpulver mitzukochen finde ich suboptimal, weil ein Großteil der Inhaltsstoffe wie Enzyme oder Vitamine dann nicht mehr

wirksam ist. Was, wenn Sie den Topf von der Herdplatte nehmen und dann das Baobab-Fruchtpulver drüberstreuen und unterrühren?
Baobab-Fruchtpulver und auch das grüne Blattpulver eignen sich gut für grüne Smoothies. Die grünen Mixgetränke entschlacken, entsäuern, entgiften und nähren. Baobab entgiftet durch seine Ballaststoffe, Fruchtsäuren und Antioxidantien. Im Frühjahr kann man eine Frühlingskur mit Smoothies machen. Bananen und Datteln sowie reife Birnen bieten ein gutes Gegengewicht zum säuerlichen Fruchtpulver des Affenbrotbaums.
Mein Smoothie-Grundrezept besteht aus der einen Hälfte »Grünzeug« wie Wildkräuter, Salat oder Spinat, und der anderen Hälfte Obst, gern noch eine Avocado dazu. Alles mit Wasser auffüllen und mit einem Powermixer homogenisieren. Fertig!

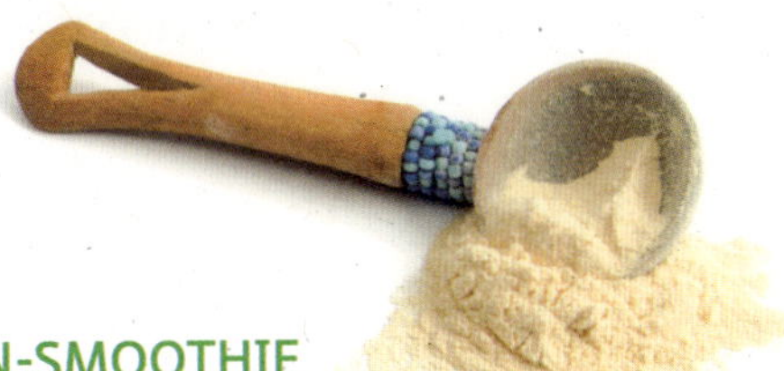

HEIDELBEER-BANANEN-SMOOTHIE

125 g Bio-Heidelbeeren, 1 Banane, 1 Glas Hafer- oder Mandelmilch, 1 Tasse Apfelsaft, 1 Tasse Seidentofu, 2 TL Baobab-Fruchtpulver

Alle Zutaten im Mixer zu einer homogenen Masse vermischen. Im Kühlschrank hält sich dieser Smoothie etwa zwölf Stunden.

BAOBAB-MÖHRENSUPPE

1 Zwiebel, 1 Knoblauchzehe (optional), 1 EL Kokosöl, 500 g Möhren, 1 Süßkartoffel oder 250 g Topinambur (unsere heimische Süßkartoffel), 1 EL Baobab-Fruchtpulver, Meersalz oder Rauchsalz, Pfeffer aus der Mühle, 1 Bund Petersilie oder Koriandergrün

Geschälte Zwiebel und Knoblauch klein schneiden und in Kokosöl glasig dünsten. Gesäuberte und in drei Zentimeter große Stücke geschnittene Möhren sowie die geschälte und zerkleinerte Süßkartoffel dazugeben und in etwa 1 Liter Wasser 25 Minuten köcheln lassen. Dann den Topf vom Herd nehmen, das Ganze mit einem Zauberstab pürieren. Fruchtpulver, Salz und Pfeffer hinzugeben. Die Suppe portionsweise mit klein geschnittener Petersilie oder Koriandergrün garnieren.

SEITAN IN ERDNUSSSOSSE

1 mittelgroße Zwiebel, 1 Knoblauchzehe, ½ TL frischer Ingwer, 2 TL Oliven- oder Kokosöl, 1 Paket Seitan, 250 g Tomaten, 3 TL Tomatenmark, 1 EL Baobab-Blattpulver, 100 g ungesalzene Erdnussbutter, Meersalz und Pfeffer

Geschälte und klein geschnittene Zwiebel, Knoblauch- und Ingwerstückchen in Öl glasig dünsten. Seitan und Tomaten in Stücken sowie das Tomatenmark dazugeben. Mit etwas Wasser zehn Minuten köcheln lassen, bis die

Tomaten weich sind. Dann Baobab-Blattpulver, Erdnussbutter, Salz und Pfeffer unterrühren. Dazu passt gut Vollkornreis oder Couscous.

ENDIVIENSALAT MIT BLAUBEEREN

½ Kopf Endiviensalat, 3 EL Blaubeeren, 5 EL ABC-Joghurt mit nützlichen Darmbakterien, 1 TL Ascorbinsäure oder Zitronensaft, 1 EL Baobab-Fruchtpulver, 1 EL Ahornsirup, 1 EL Olivenöl, 2 EL Hafer- oder Mandelmilch

Salat waschen und klein schneiden und mit den Blaubeeren mischen. Die Salatsoße mit den übrigen Zutaten anrühren und über den Salat gießen.

MANGOEIS MIT ZITRONE

1 Bio-Zitrone, 2–3 Mangos, 200 ml Kokosmilch, 100 ml Sanoghurt oder ABC-Joghurt, 5 EL Ahornsirup (oder Kokosblütensirup), 1 EL Baobab-Fruchtpulver, Kokoschips

Die Schale der Zitrone abreiben. Zitrone auspressen und Mangos entkernen. Mangofleisch mit dem Saft der Zitrone, der Zitronenschale und der Kokosmilch sowie dem Joghurt, dem Ahornsirup und dem Baobab-Fruchtpulver pürieren. Die Masse in einer Schüssel mindestens vier Stunden lang im Tiefkühlfach lagern, in dieser Zeit alle halbe Stunde umrühren. Einfacher geht es in der Eismaschine. Eis in Schälchen füllen und mit den Kokoschips garnieren. Statt Mangofruchtfleisch kann man auch sehr reife Bananen oder das Fleisch der Honigmelone verwenden.

ROHKOST-ENERGIEKUGELN

2 Tassen Kokosflocken, 10 Datteln, 4 EL Chiasamen (für 10 Minuten in Wasser eingeweicht), 2 EL Kokosöl (flüssig), 4 EL Kakaobutter (flüssig), 1 TL Vanillepulver, ½ Tasse Lecithin, Mohn zum Wälzen, 2 TL Baobab-Fruchtpulver

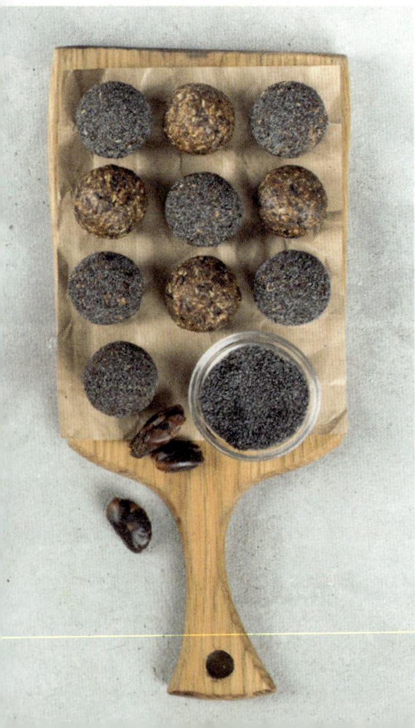

Alle Zutaten bis auf den Mohn in einer Küchenmaschine oder per Hand zu einer gleichmäßigen Masse verarbeiten. Kleine Kugeln mit der Hand formen und diese gleichmäßig in Mohn wälzen, bis sie vollständig damit bedeckt sind. Die Kugeln können direkt verzehrt werden oder auf einem Dörrgerät oder im Backofen – niedrigste Stufe, einen Holzlöffel in die Tür stecken – bei ca. 40 °C etwa 20 Stunden getrocknet werden. Dadurch werden sie knusprig wie Gebäck.

Es gibt auch grünes Baobab-Blattpulver und Tee aus Blättern. Baobab-Blätter lassen Sie bitte mindestens zehn Minuten ziehen, damit alle Polyphenole die Gelegenheit haben, ins Wasser hinüberzuwandern. Das Baobab-Blattpulver passt gut zu pikanten Gerichten. Baobab-Samenpulver gibt es im Internet, obwohl es nicht als Lebensmittel zugelassen ist. Es eignet sich sehr gut für die Herstellung von Naturkosmetik, einige Rezepte finden Sie in diesem Büchlein (→ Seite 88 ff.). Auch ganze Früchte haben zwar keine EU-Zulassung als Lebensmittel, sind aber als »Dekoration« im Internet erhältlich. Man braucht eine kleine Handsäge, um die Fruchtschale zu halbieren, die ähnlich hart ist wie eine Kokosnussschale. Darin finden Sie dann in der Konsistenz wie Kreide die trockenen Brocken von Fruchtfleisch, umgeben von rötlichen Fasern. Die Fasern haben einen sehr hohen ORAC-Wert oder antioxidatives Potenzial. Ich gebe sie in die grünen Smoothies hinein, die ich fast täglich trinke. Die Fruchtfleischbrocken löst man einfach im Mund auf, sie schmecken lecker süß-säuerlich. Übrig bleiben die Samen, pro Frucht etwa 100. Die kann man abspülen, trocknen und in einer Pfanne ohne Fett rösten und weiter für Baobab-Kaffee ohne Koffein nutzen, der sehr lecker schmeckt. Man kann sie auch einpflanzen oder verschenken. In meinem Buch »BAOBAB Superfood« finden Sie viele weitere Rezepte: Detox-Gerichte, Getränke, Salate, Suppen, Hauptgerichte und Süßes. Selten schmeckte Gesundheit so lecker wie mit Baobab!

Ein Wort zum Schluss

Ich empfehle außer Superfoods wie Baobab eine vollwertige, pflanzenbetonte Ernährung möglichst aus Bioanbau. Zuckriges und Weißmehlprodukte gehören für mich nicht zu einer artgerechten Ernährung. Wer auf der sicheren Seite sein möchte, was Vitalstoffe betrifft, kann Konzentrate wie Daily BioBasics aus Kräutern, Gemüse und Obst in sein Gesundheitsmanagement mit einbauen. Stress schwächt unser Immunsystem und macht auf Dauer krank. Ich empfehle und unterrichte seit Jahrzehnten bundesweit das authentische Reiki, eine einfache und sehr wirksame Methode für Tiefenentspannung und Stressabbau.

Außerdem ist Bewegung wichtig. Dreimal die Woche mindestens 20 Minuten Ausdauertraining mit erhöh-

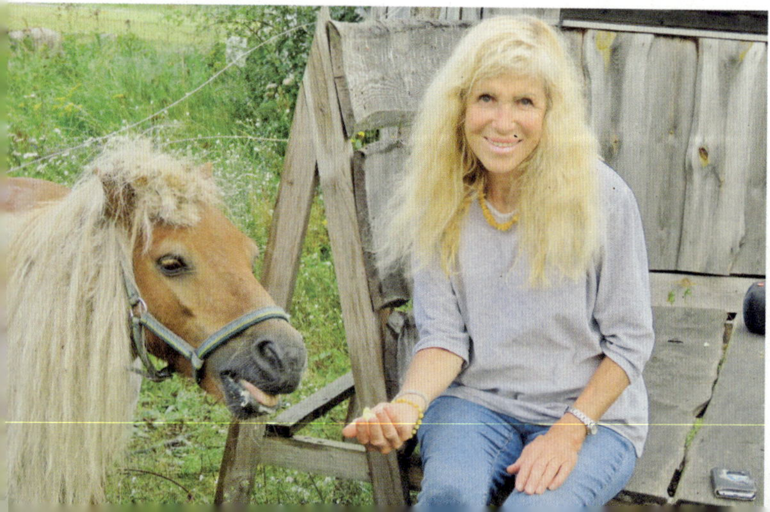

ter Pulsrate ist laut Weltgesundheitsorganisation das Minimum. Auch Krafttraining ist eine Säule der Gesundheitsfürsorge, weil wir ohne bis zum siebzigsten Lebensjahr rund 40 Prozent unserer Muskelmasse verlieren, die in Binde- und Fettgewebe umgewandelt wird. »Use it or lose it«: Gebrauche es, oder es verschwindet! Wer im Alter selbstständig leben und sich selbst versorgen möchte, kommt in meinen Augen an diesen Themen nicht vorbei.

Und so erreichen Sie mich, wenn Sie Fragen oder Anregungen zu meinen Büchern haben:

Barbara Simonsohn
Holbeinstr. 26
22607 Hamburg
Tel. 0 40-89 53 38
info@barbara-simonsohn.de
www.Barbara-Simonsohn.de

FÜR DEN EIGENANBAU

Wenn Sie, liebe Leser und Leserinnen, mir einen frankierten Umschlag zukommen lassen, schicke ich Ihnen gern drei Baobab-Samen zum Selbstzüchten!

Bezugsadressen

Exotische Superfoods wie Baobab werden nicht eingeflogen, sondern so gut wie immer umweltfreundlich per Container auf dem Schiff transportiert, weil Luftfracht viel zu teuer wäre. Viele Anbieter verwenden Versandpackungen aus Recyclingpapier und versenden ihre Ware per »DHL gogreen«, bei der die versandbezogenen CO_2-Emissionen kompensiert werden.

Die Produkte sollten bio-zertifiziert und die Früchte ausgereift sein. Nur dann schmeckt das Fruchtpulver gut, ist vitalstoffreich, und Schimmelbildung ist ausgeschlossen. Die Früchte sollten nicht vor Ort geöffnet und vermahlen, sondern zentral gesammelt und in Fabriken verarbeitet werden – wegen des Risikos von Verunreinigungen. Achten Sie auf die Zertifizierung EU-ÖKO (Bio), ABS Compliant – es geht um die gerechte und gemeinsame Nutzung der Ressourcen – und »Fair Wild«, das Fair-Siegel für wild gesammelte Pflanzen wie Baobab.

Es gibt ausreichend Baobab in Afrika auch für den Export. Schätzungen gehen von 15 000 Tonnen Baobab pro Jahr aus. Derzeit werden rund 250 Tonnen jährlich exportiert.

Die African Baobab Alliance *www.africanbaobaballiance.org*, eine Vereinigung von qualitätsbewussten Produzenten und Händlern, setzt Qualitätsmaßstäbe, unterstützt die Sammler vor Ort, verbessert die Nachhaltigkeit der Baobab-Hersteller und engagiert sich für wissenschaft-

liche Studien in Zusammenarbeit mit Universitäten. Sie können den englischsprachigen Newsletter dieser Allianz abonnieren.
Besonders erwähnen möchte ich »Berlin Organics« als erstes Mitglied der African Baobab Alliance – eine Firma, die sich in herausragender Weise um die Qualitätssicherung von Baobab-Produkten verdient macht.

African Baobab Alliance
www.africanbaobaballiance.org

Africrops!
www.africrops.de

Afrikahandel
www.afrikahandel.de

Aponeo – mehr als eine Apotheke
www.aponeo.de

Baobab Growpack – Affenbrotbäume zum Selberpflanzen
www.foodbevg.com und www.fairtrade-afrika-shop.de

Baola (auch Öl)
www.baobab.org

Baomix
www.biologiquement.com (auch auf Deutsch)

Berlin Organics (zahlreiche Produkte)
www.berlinorganics.de

Biomega Österreich (auch Baobab-Blätter und ganze Früchte als »Deko«), Mitglied der African Baobab Alliance
www.biomega.eu

Erasvital LTD
www.eravistal.com

Hanoju
www.hanoju.com

Kasimir & Lieselotte (auch Öl und Salben), Mitglied der African Baobab Alliance
www.kasimirlieselotte.de

Martina Gebhardt Naturkosmetik (nur Kosmetika in demeter-Qualität)
www.mg-naturkosmetik.de

Mevlana Naturmühle UG
www.naturmuehle.com

Naturkost-Garten
Narayana-Verlag
www.narayana-verlag.de

ND Naturdrogerie GmbH (nur Öl)
www.naturdrogerie.shop

Piowald GmbH
www.piowald.com

Pureraw
www.pureraw.de

Terra Elements (auch Öl)
www.terraelements.de

Quellennachweise und Leseempfehlungen

Brakel, Johannes F.: Birken, Mohn und Baobab, Stuttgart 2005

Braun, Monika: Fit wie ein Turnschuh mit Baobab, Bad Kissingen 2014

Burgerstein, Uli P. u. a.: Handbuch der Nährstoffe, Stuttgart, 12. Aufl. 2012

Dahlke, Ruediger: Das Geheimnis der Lebensenergie in unserer Nahrung, München 2015

Drake, Ellen: A book of Baobabs, Cape Town 2006

Iatroudakis, Michael: 10 Super-Foods, Leipzig 2014

Käser, Heike: Naturkosmetische Rohstoffe, Linz 2014

Käser, Heike: Naturkosmetik selber machen, Linz 2012

Pakenham, Thomas: The remarkable Baobab, New York 2004

Popp, Fritz-Albert: Die Botschaft der Nahrung – Unsere Lebensmittel in neuer Sicht, Frankfurt 2011

Sidibe, M., Williams, J. T.: Baobab – Fruits for the Future, University of Southampton, Chichester 2002

Simonsohn, Barbara: BAOBAB Superfood – gesund und schön mit dem Nährstoff-Juwel aus Afrika, Aitrang 2015

Simonsohn, Barbara: Heilkraft aus den Tropen – die süße Medizin exotischer Früchte, München 2008 (nur noch über die Autorin zu beziehen)

Simonsohn, Barbara, Die Reiki-Schule für Einsteiger, Darmstadt 2017

Simonsohn, Barbara, Die 5 »Tibeter« ganz einfach, Darmstadt 2020

Simonsohn, Barbara, Das Basische Prinzip, Murnau 2019

Van Wyk, B. E. et al.: Medicinal Plants of South Africa, Pretoria 1997

Watson, Rupert: The African Baobab, Cape Town 2007

Wickens, Gerald E.: The Baobab – Africa's Upside-Down Tree, Reprint from Kew Garden, London 1982

Wickens, Gerald E., Lowe, Pat: The Baobabs, London 2008

Endnoten

1 Wikipedia, Eintrag »Treetops Hotels«
2 www.aphorismen.de
3 R. Watson, »The African Baobab«, Capetown 2007
4 F. W. H. Migeod, »Through Nigeria to Lake Chad«, London 1924
5 R. Watson, »The African Baobab«, Capetown 2007
6 www.kneipp.com
7 G.-C. Burger, Die Rohkosttherapie, München 1999
8 B. Simonsohn, »Heilkraft aus den Tropen – die süße Medizin exotischer Früchte«, München 2008 (vergriffen, Restbestände bei der Autorin)
9 F.-A. Popp, »Die Botschaft der Nahrung – Unsere Lebensmittel in neuer Sicht«, Frankfurt 2011
10 E. de Caluwé u.a., »An updated review of Adansonia digitata: A review of traditional uses, phytochemistry and pharmacology«, Afrika Focus, Vol. 23, Nr. 1, 2010, S. 11–51
11 B. Simonsohn, »BAOBAB Superfood«, 2015, S. 10–11
12 www.businesswire.com und de.slideshare.net
13 www.finanznachrichten.de/nachrichten-2011-10/21611720-baobab-foods-sets-new-orac-value-highs-in-latest-antioxidant-tests-by-brunswick-labs-004.htm
14 Vgl. auch H.-G. Berner, »An vollen Töpfen verhungern«
15 E. de Caluwé u.a., »An updated review of Adansonia digitata: A review of traditional uses, phytochemistry and pharmacology«, Afrika Focus, Vol. 23, Nr. 1, 2010, S. 11–51
16 S. Manfredini u.a., »Adansonia Digitata. Il Baobab Farmacista«, Integr. Nutr. 2002, 5(4), S. 25–29 (eigene Übersetzung)
17 Ebd.
18 M. A. Osman, »Chemical and Nutrient Analysis of Baobab Fruit and Seed Protein Solubility«, Plant Foods for Human Nutrition, Winter 2004, Vol. 59, Issue 1, S. 29–33
19 Ebd.
20 Ebd.
21 Ebd.
22 R. H. Glew u.a., »Amino Acid, Fatty Acid and Mineral Composition of 24 Indigenous Plants of Burkina Faso«, Journal of Food Composition and Analysis 10, S. 205–217, 1997
23 E. de Caluwé u.a., »Adansonia digitata L. – A review of traditional uses, phytochemistry and pharmacology«, Afrika Focus, Vol., 23, Nr. 1, 2010, S. 11–51
24 Ebd.
25 In E. Besco u.a., »The use of photochemiluminescence for the measurement oft he integral antioxidant capacity of baobab products«, Food Chemistry (2006), doi: 10.1016/j.foodchem. 2006.05.067

26 S. Manfredini u.a., »Adansonia Digitata. Il Baobab Farmacista«, Integr. Nutr. 2002, 5(4), S. 25–29 (eigene Übersetzung)

27 G. Wickens, »The Baobab – Africa's Upside-Down Tree«, Nachdruck von Kew Garden, London 1982

28 A. Ramadan u.a., »Anti-flammatory, analgesic and antipyretic effects of the fruit pulp of Adansonia digitata«, FITOTERAPIA, Vol. LXV. Nr. 5, 1994, S. 418–422

29 S. Dan u. S. S. Dan, »Phytochemicals study of Adansonia Digitata, Cocoloba coriata, Psychotria adenophylla and Schleichera Oleosa«, Fitoterapia 1986, 67, S. 445–446, und auch John Potter, »Living to prevent cancer and save the planet« vom 7.11.2018 über www.i.stuff.co.nz

30 Vgl. B. Simonsohn, »BAOBAB Superfood«, Obersdorf 2015, S. 68

31 Vgl. ebd., S. 74 und T. Hager, »Linus Paulig and the chemistry of life«, Oxford UP, 1998

32 H. Flashar, »Hippokrates – Meister der Heilkunst, 2016

33 Vgl. B. Simonsohn, »Gerstengras – Verjüngungselixier und naturgesunder Power-Drink«, Oberstdorf, 17. Auflage 2014, S. 114

34 R. Dahlke, »Peacefood«, München 2011

35 Vgl. www.dge.de »DGE-Ernährungsbericht« und www.bmel.de »Der BMEL-Ernährungsreport 2020«

36 P. Milza, »Una pianta per il futuro: il Baobab«, Erboristeria domain Nr. 10, 2002, S. 40–51 und St. Manfredini, siehe Fußnote 19, und E. de Caluwé u.a., »Adansonia digitata L. – A review of traditional uses, phytochemistry and pharmacology«, Afrika Focus, Vol. 23, Nr. 1, 2010, S. 11–51

37 Leitzmann u.a., »Vollwert-Ernährung«, Heidelberg 1999

38 z. B. M. A. Osman, »Chemical and Nutrient Analysis of Baobab Fruit and Seed Protein Solubility«, Plant Foods for Human Nutrition, Winter 2004, Vol. 59, Issue 1, S. 29–33

39 Siehe Endnote 20 und A. Lamien-Meda unter www.meduniwien.ac.at, A. Lamien-Meda u.a., »Polyphenol Content and Antioxidant Activity of Fourteen Wild Edible Fruits from Burkina Faso«, Molecules 2008, 13, S. 581–595

40 H. Flashar, »Hippokrates – Meister der Heilkunst, 2016

41 E. Rauch, »Die Darmreinigung nach Dr. med. F. X. Mayr«, München 2011

42 S. Manfredini, »The Health Properties of Baobab«, University of Ferrara, Verona, 6. September 2002

43 S. Manfredini u.a., »Adansonia Digitata. Il Baobab Farmacista«, Integr. Nutr. 2002, 5(4), S. 25–29 (eigene Übersetzung)

44 Y. Tanko u.a., »Hypoglycemic Activity of Methanolic Stem Bark of Adansonia digitata Extract on Blood Glucose Levels of Streptozocin-Induced Diabetic Wistar Rats«, International Journal of Applied Research in Natural Products Vol. 1 (2), S. 32–36, June/July 2008

45 Chr. Reinecke, »Diabetes mellitus und metabolisches Syndrom. Prävention und Therapie mit Biofaktoren«, Der Freie Arzt 11/14-2/2015

46 Y. Tanko u.a., »Hypoglycemic Activity of Methanolic Stem Bark of Adansonia digitata Extract on Blood Glucose Levels of Streptozocin-Induced Diabetic

Wistar Rats«, International Journal of Applied Research in Natural Products Vol. 1 (2), S. 32–36, June/July 2008
47 DASH = Dietary Approaches to Stop Hypertension, 1997 www.mayoclinic.org
48 U. Strunz, »forever young – Das Erfolgsprogramm«, München 1999
49 M. Schulte-Markwort, »Burnout Kids«, München 2016
50 U. Strunz, »forever young – Das Erfolgsprogramm«, München 1999
51 Hollywood-Kolumne vom 3. April 2014 für www.red-carpet.de
52 H. Käser, »Naturkosmetik selber machen«, Linz 2012
53 St. Manfredini u.a., »Adansonia Digitata. Il Baobab Farmacista«, Integr. Nutr. 2002, 5(4), S. 25–29 (eigene Übersetzung)
54 B. von Wyk u.a., »Field guide of trees of Southern Africa«, 1997
55 G. Wickens, »The Baobab – Africa's Upside-Down Tree«, Nachdruck von Kew Garden, London 1982
56 G. Samuelsson u.a., »Inventory of plants used in traditional medicine in Somalia. I. Plants of the families Acanthaceae-Chenopodiaceae. J. Ethnopharm 35:25–63
57 S. Manfredini u.a., »Adansonia Digitata. Il Baobab Farmacista«, Integr. Nutr. 2002, 5(4), S. 25–29 (eigene Übersetzung)
58 D. Vincent u.a., »Some new data on the pharmacology of Adansonia digitata leaves«, Toulouse Méd. 47, 1946, S. 508–509
59 A. Le Grand, »Les phytotherapies anti-infectieuses de la foret-savane, Sénégal«, Journal Ethnopharm 25, 1989, S. 315–338
60 H. S. N. Hussain u.a., »Plants in Kano ethnomedecine; screening for antimicrobial activity and alkaloids.« International Journal Pharmacog 29, 1991, S. 51–56
61 N. Nnam, »Baobab fruit pulp improves iron status in Nigerian Children«, INACG Symposium, Lima, Peru, Nov. 2004
62 Y. Tanko u.a., »Hypoglycemic Activity of Methanolic Stem Bark of Adansonia digitata Extract on Blood Glucose Levels of Streptozocin-Induced Diabetic Wistar Rats«, International Journal of Applied Research in Natural Products Vol. 1 (2), S. 32–36, June/July 2008
63 www.osti.gov, »Evaluation of Baobab« von A. Gill, 1996
64 A. Tal-Dia u.a., »A baobab solution for the prevention and treatment of acute dehydration in infantile diarrhea«, Dakar Médical 42, 1997, S. 68–73
65 N. Nnam, »Baobab fruit pulp improves iron status in Nigerian Children«, INACG Symposium, Lima, Peru, Nov. 2004
66 A. Ramadan u.a., »Anti-inflammatory, analgesic and antipyretic effects of the fruit pulp of Adansonia digitata«, FITOTERAPIA, Vol. LXV. Nr. 5, 1994, S. 418–422
67 C. Gerber (1895) »Contribution à l'histoire botanique, thérapeuthique et chimique du genre Adansonia (Baobab)«. Ann Inst Bot-Géol Colon Marseille 2:1–78
68 A. Ramadan u.a., »Anti-inflammatory analgesic and antipyretic effects of the fruit pulp of Adansonia digitata«, FITOTERAPIA, Vol. LXV. Nr. 5, 1994, S. 418–422

69 Studie von K. Bagchi u.a. unter www.apps.who.int. »Free radicals and antioxidants in health and disease: a review« EMH Journal 4 (2) 350–360, 1998
70 S. Vimalanathan u.a., »Multiple inflammatory and antiviral activities in Adansonia digitata leaves, fruits and seeds«, Journal of Medicinal Plants Research Vol. 3 (9), S. 576–682, August 2009
71 S. M. Karandikar unter www.pupmed.ncbi.nlm.nih.gov., »Beneficial Effect of Adansonia Digitata«, Indian Med J. 1965 Mr. 59: 69–70
72 K. Ananil u.a., »Investigation of medicinal plants of togo for antiviral and antimicrobial activities«, Pharm. Biol 38, 2000, S. 40–45
73 J. B. Hudson u.a., »Further investigation on the antiviral activities of medicinal plants of Togo«, Pharmaceut Biolo 38, 2000, S. 46–50
74 S. Dan u. S. S. Dan, »Phytochemicals study of Adansonia Digitata, Cocoloba coriata, Psychotria adenophylla and Schleichera Oleosa«, Fitoterapia 1986, 67, S. 445–446, und auch John Potter, »Living to prevent cancer and save the planet« vom 7.11.2018 über www.i.stuff.co.nz
75 P. Chatterjee u.a., »Biotransformation of agent betulinic acid by Bacilles megaterium ATCC 13368«, Applied Environmental Microbiology, 66, 2000, S. 3850–3855
76 A. Al-Qarawi u.a., »Hepatoprotective Influence of Adansonia digitata Pulp«, Journal of Herbs, Spices & Medicinal Plants, Vol. 10(3) 2003, S. 1–6
77 A. le Grand, »Les phytotherapies anti-infectieuses de la foret-savane, Sénégal«, Journal Ethnopharm 25, 1989, S. 315–338
78 C. P. Locher u.a., »Anti-microbial activity and anti-complement activity of extracts from selected Hawaiian medicinal plants«, Journal Ethnopharm 49, 1995, S. 23–32
79 H. S. N. Hussain, Y. Y. Deeni, »Pants in Kano ethnomedecine; screening for anti-microbial activity and alkaloids«, International Journal Pharmacog 29, 1991, S. 51–56
80 M. Khan u.a., »Analgesic activity of fixed oil of Adansonia digitata«, Indian Journal of Natural Products, 2006, S. 20–21
81 G. Wickens, P. Lowe, »The Baobabs«, London 2008
82 Weitere Informationen in Wickens, siehe Endnote 26, und www.hal.archives-ouvertes.fr mit Studie Baerts and Lehmann 2002
83 S. Manfredini u.a., »Adansonia Digitata. Il Baobab Farmacista«, Integr. Nutr. 2002, 5(4), S. 25–29 (eigene Übersetzung)
84 S. Manfredini, »The Health Properties of Baobab«, University of Ferrara, Verona, 6. September 2002
85 K. Ananil u.a., »Investigation of medicinal plants of togo for antiviral and antimicrobial activities«, Pharm. Biol 38, 2000, S. 40–45

Register

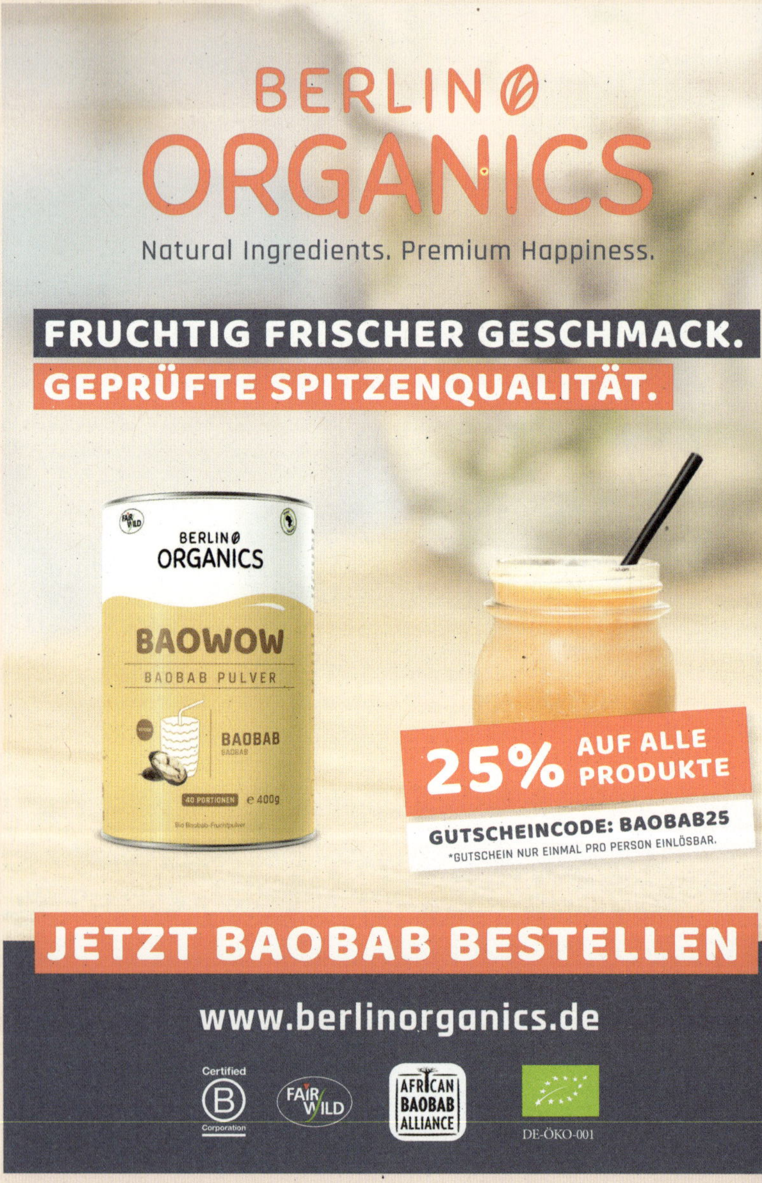
BERLIN ORGANICS
Natural Ingredients. Premium Happiness.
FRUCHTIG FRISCHER GESCHMACK.
GEPRÜFTE SPITZENQUALITÄT.
BERLIN ORGANICS
BAOWOW
BAOBAB PULVER
BAOBAB
40 PORTIONEN
e 400g
25% AUF ALLE PRODUKTE
GUTSCHEINCODE: BAOBAB25
*GUTSCHEIN NUR EINMAL PRO PERSON EINLÖSBAR.
JETZT BAOBAB BESTELLEN
www.berlinorganics.de
Certified B Corporation
FAIR WILD
AFRICAN BAOBAB ALLIANCE
DE-ÖKO-001

Bücher, die den Horizont erweitern

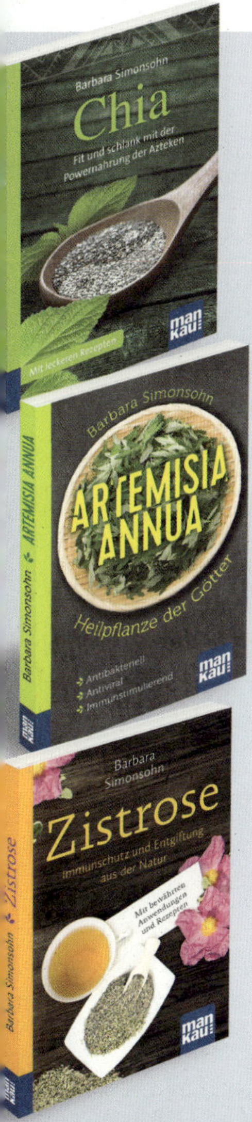

Barbara Simonsohn

CHIA

Fit und schlank mit der Powernahrung der Azteken.
Mit leckeren Rezepten

7,99 € (D) / 8,20 € (A), ISBN 978-3-86374-296-6
Klappenbroschur, durchgehend farbig, 95 Seiten

„Der handliche Taschen-Ratgeber informiert über Geschichte, wissenschaftliche Studien, Anwendungsmöglichkeiten und Wirkweisen der Azteken-Pflanzenkost und bietet als Bonus einige leckere Rezepte, u.a. für Suppen, Salate, Energiekugeln. 95 Seiten, die Ihr Leben positiv verändern können." Paracelsus-Magazin

Barbara Simonsohn

ARTEMISIA ANNUA – HEILPFLANZE DER GÖTTER

Antibakteriell – Antiviral – Immunstimulierend

8,99 € (D) / 9,20 € (A), ISBN 978-3-86374-474-8
Klappenbroschur, durchgehend farbig, 127 Seiten

Bevor 2015 der Nobelpreis für Medizin an die chinesische Pharmakologin Tu Youyou verliehen wurde, hatten wahrscheinlich nur wenige überhaupt etwas von „Artemisia annua" – dem Einjährigen Beifuß – gehört. Neueste Studien deuten jetzt sogar darauf hin, dass das „Kronjuwel aus der Schatzkammer der TCM" auch bei Diabetes, Krebs, HIV-Infektion und sogar Covid-19 vielversprechende Wirkungen zeigt...

Barbara Simonsohn

ZISTROSE

AB NOV. 2021 IM HANDEL!

Immunschutz und Entgiftung aus der Natur.
Mit bewährten Anwendungen und Rezepten

9,99 € (D) / 10,30 € (A), ISBN 978-3-86374-611-7
Klappenbroschur, durchgehend farbig, 127 Seiten

In der Antike wurde die Zistrose als wertvolles Hausmittel geschätzt; jetzt erhält sie neue Aufmerksamkeit wegen ihres hohen Anteils an Polyphenolen. So kann der Genuss von Zistrosen-Tee eine Barriere gegen Keime und Krankheitserreger bilden, während Zistrosen-Extrakt Virusinfektionen und Tumorwachstum hemmen kann. Zudem entgiftet die Zistrose den Körper, schützt Herz und Haut und gilt als wertvolles Schönheitsmittel. Mit Anwendungsempfehlungen für die Hausapotheke und Kosmetik-Rezepten!